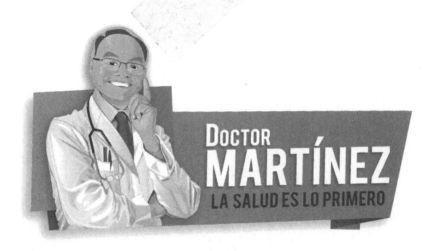

DOCTOR
MARTÍNEZ
LA SALUD ES LO PRIMERO

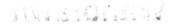

Dr. Martínez, la salud es lo primero.
Gánale la batalla a la diabetes

D.R. © 2017, AMERICAN BOOK GROUP
© Dreamstime de todas las fotografías e ilustraciones de interior y cubierta. Mayor detalles al final del libro.

D.R. © Febrero 2017

Diseño artístico: Carme Badia
Diseño gráfico: Nacho Guerrero
Diseño de cubierta: Natalia Urbano

ISBN: 978-168-165-031-9
Library of Congress Control Number: 2016950488

Sobre esta colección: Con la serie de libros "Doctor Martínez, la salud es lo primero" encontrarás consejos útiles para vivir una vida más intensa y saludable. Conocerás los síntomas de las enfermedades más comunes y sabrás cómo pedir la atención más adecuada a tu médico de confianza. Los consejos de estos libros son con fines de referencia únicamente y no pretenden reemplazar la atención especializada de un profesional de la salud. Acude inmediatamente a tu clínica o llama a los servicios de emergencia si experimentas síntomas que requieran de cuidados médicos urgentes.

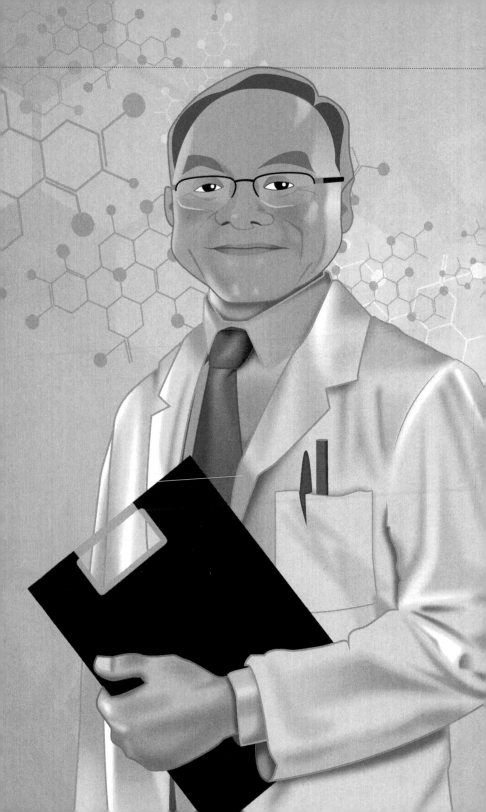

Introducción

E ste libro no es sólo para las personas diabéticas. Muchas veces una persona ya padece o está en vías de desarrollar la enfermedad y ni siquiera se ha enterado.

El modo de vida de los humanos influye decisivamente en el desarrollo de este problema: *LA DIABETES*

Si estás pensando que este mensaje va dirigido únicamente a las personas enfermas de diabetes, *iten cuidado!* Tu estilo de vida influye decisivamente en la posibilidad de que llegues a padecer este problema.

Vale la pena que estés informado sobre la diabetes para poder prevenir a tiempo su impacto en tu salud.

Seguramente tú has oído decir a alguna vecina o a algún familiar: "Fulano de tal tiene azúcar. Su azúcar está muy alta. Está diabético. Tiene diabetes".

Algo sabes de la enfermedad, tienes alguna idea de lo que significa. Lo anterior despierta tu curiosidad y tu imaginación y asistes a una consulta con tu médico.

(P) = Paciente
  (D) = Doctor.

(P).- Doctor Martínez ¿qué es la diabetes?.
El doctor, que es una persona muy amable e interesada en sus pacientes le responde.

DIABETES
Síntomas y complicaciones

Infecciones de la piel

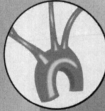

Retinopatía diabética

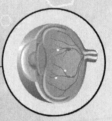

Arteriosclerosis

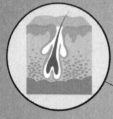

Daño al corazón

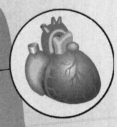

Daño renal permanente

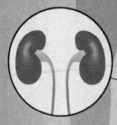

Hígado graso

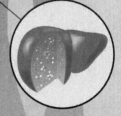

Osteoporosis

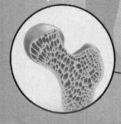

CAPÍTULO 1

Conocimientos generales acerca de la diabetes

Lo primero que el enfermo tiene que lograr para controlar su diabetes es conocerla. Esto significa que tenemos que saber qué es la enfermedad, considerarla como una compañera desagradable pero inevitable, respetarla, no despreciarla, tratarla con medicina, establecer una relación muy estrecha médico-paciente y hacer caso, hasta con obsesión, a sus indicaciones, no confiar en los remedios caseros.

(D).- Describiremos una serie de medidas que permitan al paciente convivir con su enfermedad de la manera que menos lo perjudique. Además le proporcionan un buen nivel y una buena calidad de vida.

(D).- La diabetes es una afección crónica que se desencadena cuando el organismo pierde su capacidad de producir suficiente insulina o la produce pero no la utiliza con eficacia.

(P).- ¿Qué es la insulina doctor?

(D).- La insulina es una hormona que se fabrica en el páncreas, la cual que permite que la glucosa de los alimentos pase a las células del organismo, en donde se convierte en la energía necesaria para que funcionen los músculos, los huesos; en fin, todo el organismo.

¿Cómo funciona la insulina?

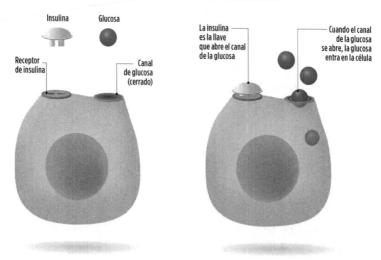

(D).- Como resultado de la falta o escasez de la insulina, una persona con diabetes no absorbe la glucosa adecuadamente, de modo que ésta queda circulando y se eleva su concentración en la sangre, esta condición se denomina hiperglucemia. Como consecuencia se producen daños, generalmente irreversibles, de diversos órganos. Con el paso del tiempo este deterioro del cuerpo *causa*

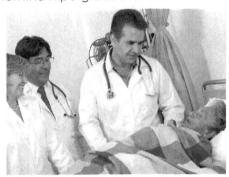

complicaciones para la salud del paciente que finalmente llevan a su muerte.

(P).- *¿Me puede repetir qué significa la palabra hiperglucemia?*

(D).- La palabra hiperglucemia se aplica a una persona que tiene niveles de glucosa en la sangre por encima de los niveles normales. Así entonces, un paciente diabético no controlado tiene hiperglucemia. También se dice que es hiperglucémico.

(P).- *¿Cómo se denomina al paciente con niveles de glucosa sanguínea más bajos que los normales?.*

(D).- ¡Mire qué excelente pregunta! ¡Claro! Si existe el paciente hiperglúcémico debe existir la contraparte. A este paciente se le denomina hipoglucémico y. en esta situación de bajos niveles de glucosa se dice que tiene hipoglucemia.

(P) *¿Quién o quiénes pueden padecer la diabetes?*

(D).- La diabetes es una enfermedad que desafortunadamente día a día se presenta con más frecuencia en los seres humanos y no discrimina entre los diversos niveles económicos ni de razas, edad, sexo, etc.

(P).- *¿Por qué la diabetes se llama así?*

(D).- La palabra diabetes significa lo que "pasa a través de". Uno de los signos característicos de la enfermedad es la frecuente producción de orina por parte del enfermo. Esto se conoce desde la antigüedad, (hace unos dos mil años). Se consideraba entonces que cualquier líquido que tomara el paciente, no era retenido por su organismo y pasaba "a través de él."

(D).- Otro criterio ya muy antiguo relacionado con la diabetes es que se le denomina Diabetes mellitus lo que significa con sabor a miel. Esta denominación proviene ya de muy antiguo y se le asignó este nombre pues se encontró que la orina de pacientes, que ahora sabemos que son diabéticos, tenía un sabor dulce, provocado por la glucosa presente en esa orina. Esto se sabía pues los primeros investigadores de la enfermedad, auténticamente probaban el sabor de la orina.

(D).- En esta plática nos referiremos al padecimiento, indistintamente, como Diabetes mellitus o de manera más general, como diabetes. Sin el mellitus.

(P).- *De acuerdo doctor.*

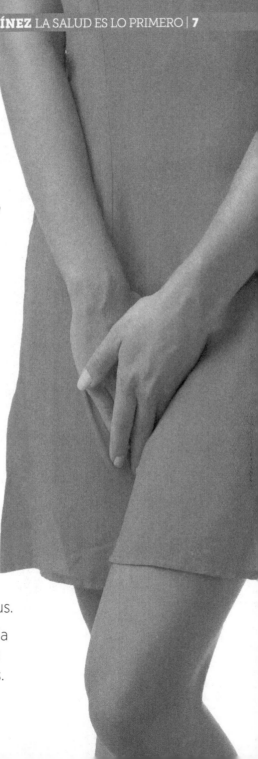

(D).- Como contraparte, existe un padecimiento en el que el individuo afectado padece de una ***necesidad apremiante de orinar y lo hace con mucha frecuencia a lo largo del día y de la noche***. Explicado de una manera muy general, este padecimiento está relacionado con un mal funcionamiento de los riñones del paciente lo que le provoca esa necesidad de orinar con frecuencia. Al padecimiento de estas personas se le ha denominado Diabetes insípida pues su orina no tiene el sabor dulce característico de la orina de un paciente diabético. Este es un padecimiento que puede ser paralelo pero es distinto a la Diabetes mellitus.

(D).- Esta diabetes insípida no la volveremos a tratar en este cambio de impresiones.

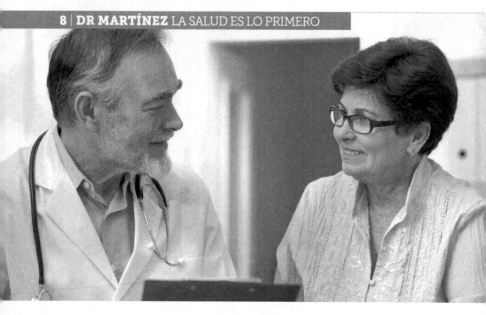

(D).- ¿Alguna pregunta más?

(P).- *Me quedan claras sus respuestas y me gustaría que me platicara de diversos aspectos generales para el control de la diabetes.*

(D).- Muy bien, me gusta su interés.

(D).- Ahora que ya entendemos lo que es la diabetes haremos la relación de una serie de medidas que le permitan al paciente controlarla.

(D).- Pero Le platicaré antes otras características básicas y generales de la diabetes para ampliar sus conocimientos acerca de la enfermedad que incluyen la clasificación y la descripción de los diversos tipos de diabetes.

(P).- *Doctor ¿acaso no existe sólo un tipo de diabetes?*

(D).- No. Tomando en consideración los antecedentes antes descritos, es posible hacer una clasificación de la diabetes tal como sigue:

DIABETES
TIPO 1

DIABETES
TIPO 2

DIABETES
MELLITUS GESTACIONAL (DMG)

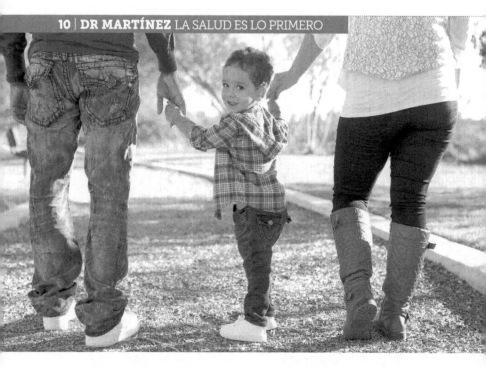

(D).- Junto con estos tres tipos es posible considerar otras dos categorías que se consideran apenas el inicio del problema.

(D).- La diabetes genética. Uno de los factores importantes, quizá el más importante, relacionado con la enfermedad es que es hereditaria.

(P).- *¿Que significa lo que me acaba de decir?*

(D).- Lo que acabo de decirle representa el riesgo constante que tiene cualquier persona de desarrollar la diabetes, en alguno de sus tipos, cuando, los dos o alguno de sus padres la padecen y se les ha diagnosticado.

(D).- La diabetes química La otra categoría del padecimiento es la así llamada diabetes química. Ésta consiste en que una persona sin sintomatología que le haga sospechar que tiene la enfermedad, por alguna circunstancia requiere practicarse una serie de análisis clínicos, por ejemplo, porque necesita un certificado médico; porque va a someterse a una cirugía. Como resultado de tales análisis, descubre que tiene una alta concentración de glucosa en la sangre. Es decir, es diabético y el paciente ni siquiera lo sospechaba. Este tipo de diabetes tiene la importancia de que si bien el paciente es diagnosticado de manera fortuita y accidental, a partir de ahí el paciente tendrá que empezar a tratarse con un médico y a exagerar los cuidados tendientes a controlar la enfermedad.

La enfermedad recibe este nombre puesto que la alta concentración de glucosa se determina mediante un método químico de análisis.

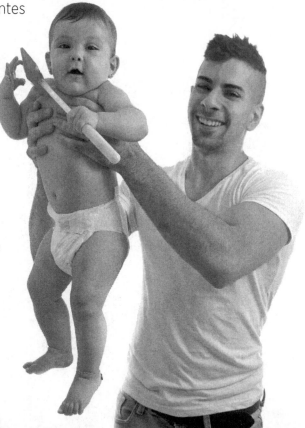

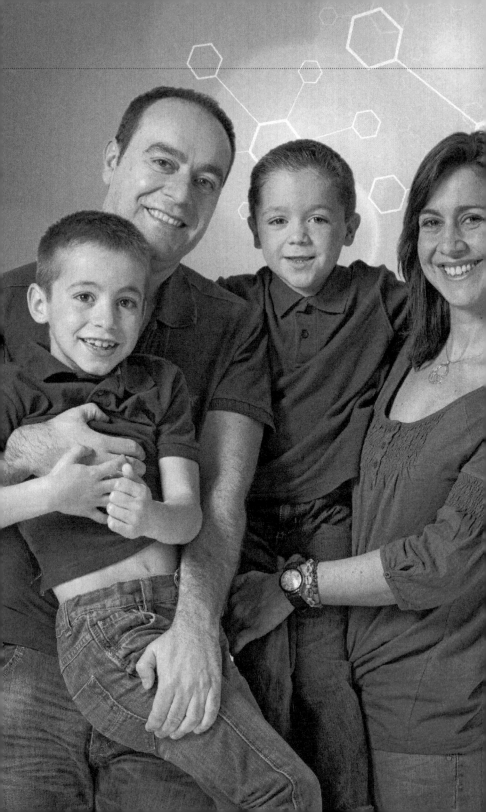

CAPÍTULO 2

La
prediabetes

Doctor, yo he escuchado de algunas personas que dicen ser prediabéticas. ¿Esto qué significa?

(D).- ¡Qué bueno que menciona esto!

(D).- La prediabetes no es un tipo de diabetes, es un término médico referente a un paciente con niveles de glucosa en su sangre por encima de los valores normales pero no son tan altos como para ser considerada como una diabetes franca, es decir, estos pacientes tienen un nivel de glucosa entre el normal y el de la diabetes. Este estado de prediabetes es característico de pacientes con diabetes genética.

(D).- Aquellos individuos que tienen niveles de glucosa con valores que permitan considerar que el paciente es prediabético, tienen un elevado riesgo de desarrollar diabetes tipo 2 lo que llevará al desarrollo de todas las complicaciones asociadas a la enfermedad.

(D).- Por otra parte, existe un inconveniente asociado con el estado de prediabetes: esta condición es asintomática o los síntomas son tan ligeros y vagos que el paciente ni siquiera sospecha que sea prediabético lo que hace que no cuide su salud sino hasta que ya ha desarrollado la sintomatología asociada a la enfermedad.

(P).- *Entonces, ¿cómo se sabe si una persona es prediabética?*

(D).- Recuerde que hace un momento describimos a un diabético químico. Aquel que por una necesidad colateral a la diabetes, se practica una determinación de glucosa. El paciente encuentra que tiene una concentración más alta que la normal. Se pone a dieta, intensifica la práctica del ejercicio, se hace otra dosificación de glucosa y ahora la concentración ha disminuido hasta un valor cercano o francamente normal.

(P).- *¿Entonces cuáles son las medidas a tomar?*

(D).- Es tiempo de ir al doctor y éste confirmará si el paciente es prediabético. De ser así, le recetará algún medicamento y le recomendará aplicar las medidas que ya conocemos: una dieta controlada y más ejercicio físico del acostumbrado.

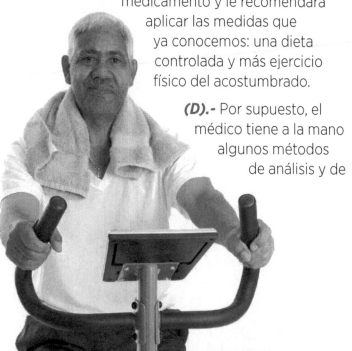

(D).- Por supuesto, el médico tiene a la mano algunos métodos de análisis y de diagnóstico que le permitirán saber si el paciente es prediabético. Si a un paciente se le diagnostica como prediabético, el médico le indicará las medidas que le permitan evitar cambiar de estado a lo designado como diabético clínico, es decir un estado que ya presenta con franqueza los síntomas asociados con la diabetes.

(P).- *¿Doctor; cuáles son los métodos de análisis?*

(D).- En cuanto a los métodos analíticos le mencionaré el nombre de dos de ellos sin hacerle una descripción de los mismos. La aplicación de dichos métodos analíticos deberá ser una responsabilidad absoluta del médico a cargo de atender al paciente.

(P).- *Entiendo doctor.*

(D).- Para el diagnóstico del paciente prediabético, del cual ya se sospecha incluso que esté pasando al estado de paciente clínico, se aplican los métodos conocidos con el nombre de "Determinación de la glucosa postprandial" y la "Determinación de una curva de tolerancia a la glucosa". La aplicación de cualquiera de alguno de ellos o de otros, deberá ser solicitada al laboratorio respectivo por el médico personal del paciente.

(P).- *¿Cuáles son las medidas para controlar al paciente prediabético o al francamente diabético?*

(D).- Básicamente la administración de algún medicamento para abatir los niveles altos de glucosa, una dieta controlada y ejercicio físico más intenso al acostumbrado. Si el paciente no hace ejercicio por costumbre, es tiempo de empezar.

(P).- *¿Cómo se determina la concentración de glucosa?*

(D).- La diabetes se diagnostica cuantificando la concentración de glucosa en el suero de la sangre. Aunque ha caído en desuso, la glucosa de la sangre se determinaba por un método químico, el cual ha sido sustituido por un método enzimático.

(D).- En la actualidad existen aparatos portátiles relativamente baratos que permiten hacer esta determinación en el hogar; son los llamados glucómetros y son fáciles de adquirir en las farmacias, en las tiendas de autoservicio y en los establecimientos especializados en la venta de equipo médico. ¡Cuidado! el uso inadecuado del glucómetro significa un grave riesgo para el paciente. Más adelante insistiremos en este riesgo.

(P).- *¿Qué significado tiene si un paciente presenta elevadas concentraciones de glucosa en la sangre?.*

(D).- Es el criterio que podemos considerar como el más importante en relación con el diagnóstico y el tratamiento de un paciente.

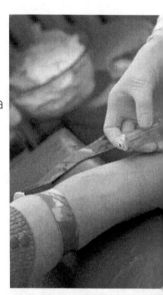

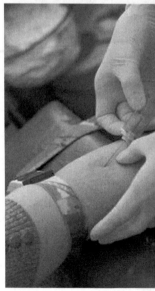

(D).- Al paciente con una alta concentración de glucosa determinada en la sangre, se le denomina paciente diabético.

(D).- Saber si un paciente es diabético es muy importante para el médico porque ahora ya sabe cuáles medidas y criterios de tratamiento aplicar al enfermo

(D).- Una vez que el doctor sabe que su paciente es diabético y padece o está a punto de padecer los síntomas característicos del padecimiento, debe tomar las medidas necesarias para que el enfermo entienda y se convenza, que la diabetes, hasta el momento actual no se cura, sólo se controla.

(P).- Doctor, aunque ya hemos platicado algo de las medidas de control de la diabetes, ¿es muy difícil seguirlas al pie de la letra?

(D).- Este control es difícil de llevar a cabo, más por falta de voluntad, disciplina y constancia del paciente que porque requiera aplicar medidas extremas y críticas para lograr dicho control.

(P).- ¿Existen algunas características que permitan a un paciente sospechar que está desarrollando la diabetes o, que ya es diabético?

(D).- ¡Sí! ¡Excelente pregunta! Como síntomas y signos para sospechar de, o confirmar un padecimiento de diabetes de cualquier tipo en un paciente (quien en ocasiones no está consciente de estar enfermo), destacan primordialmente tres de ellos y que son muy aparentes, tanto que hasta las personas que conviven con el paciente se dan cuenta. Estos síntomas son los que siguen:

POLIDIPSIA

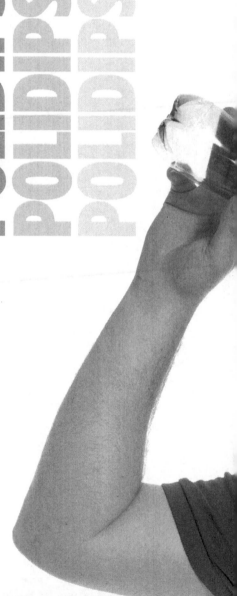

La polidipsia: repentinamente un ser humano empieza a notar que día con día siente más y más sed. Es una necesidad que más bien es una ansiedad que obliga al paciente a tomar agua constantemente. El paciente toma vaso tras vaso de agua y su sed no se calma. En las noches se levanta tres o cuatro veces a tomar agua. Desafortunadamente, con frecuencia el paciente tiende a calmar su sed con refrescos embotellados los que contribuyen a elevar sus niveles de glucosa en la sangre.

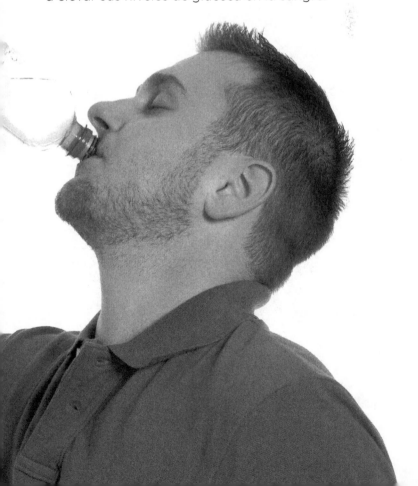

POLIURIA

Poliuria: Tanta agua o diversos líquidos toma el paciente diabético que siente la necesidad ineludible e inaguantable de acudir a orinar. Tantas o más veces que las que se levanta a tomar agua en las noches.

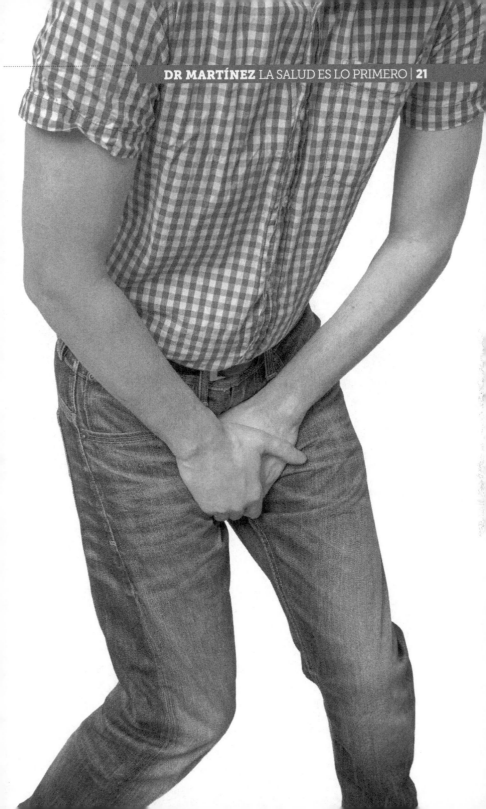

POLIFAGIA

POLIFAGIA POLIFAGIA POLIFAGIA POLIFAGIA

Polifagia. Además de los padecimientos anteriores, el paciente siente una necesidad irrefrenable de tomar alimentos. Tiene un hambre frecuente. Es muy común escuchar a los familiares del diabético expresar "es que se levanta en las noches y auténticamente asalta el refrigerador". El paciente ingiere alimentos constantemente pero no logra saciar su hambre. Otra vez, al igual que con las bebidas, come lo que tiene más a la mano y no necesariamente comida sana. Con frecuencia recurre a la comida chatarra, ésta agudiza su problema de salud, la diabetes.

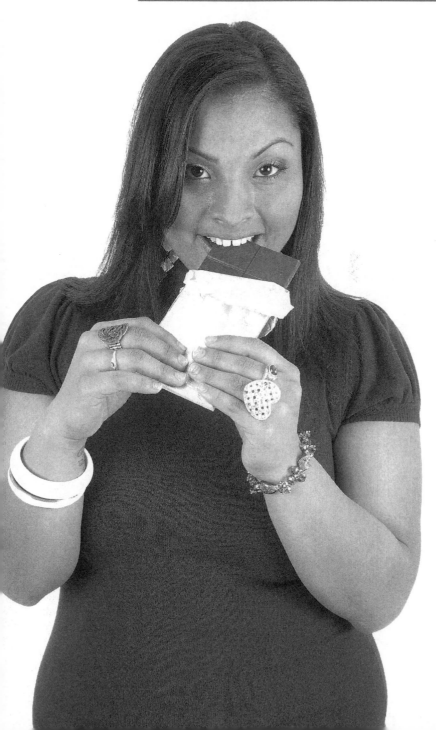

(D).- Recuerde, las descripciones anteriores son las conocidas como:

POLIDIPSIA, POLIURIA Y POLIFAGIA,

respectivamente.

(D).- Creo que ya tenemos un panorama general pero muy adecuado que nos permiten tener una idea clara de lo que es la diabetes. Le relataré entonces de algunos aspectos generales de los diversos tipos de diabetes de acuerdo con la clasificación mencionada anteriormente.

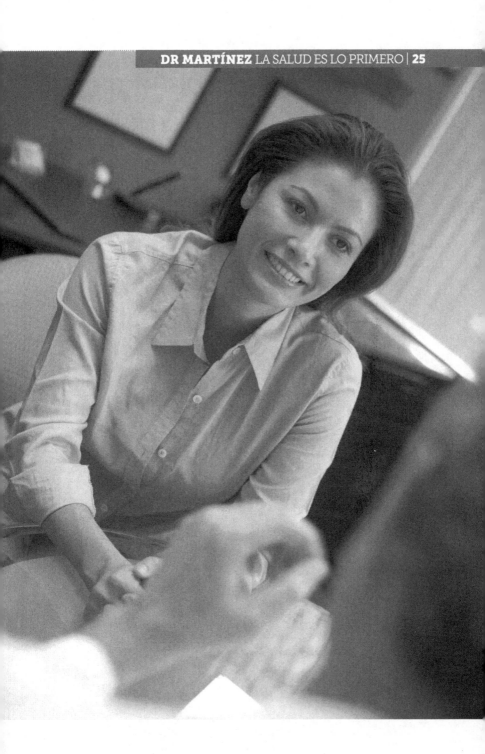

CAPÍTULO 3

La diabetes
tipo 1

¿Ha escuchado sobre este tipo Diabetes?

(P).- *Sí, algo he escuchado, ¿cómo se define?*

(D).- La diabetes tipo 1 es la que se produce en el humano a más temprana edad.

(D).- La diabetes tipo 1 está causada por una reacción autoinmune, en la que el sistema de defensas del organismo ataca las células productoras de insulina del páncreas y éstas dejan de funcionar. Como resultado, el organismo ya no produce más la insulina que necesita. La razón por la que estos fenómenos suceden no han sido aclarados del todo.

(D).- La enfermedad puede afectar a personas de cualquier edad, pero suele aparecer en niños o adultos jóvenes.

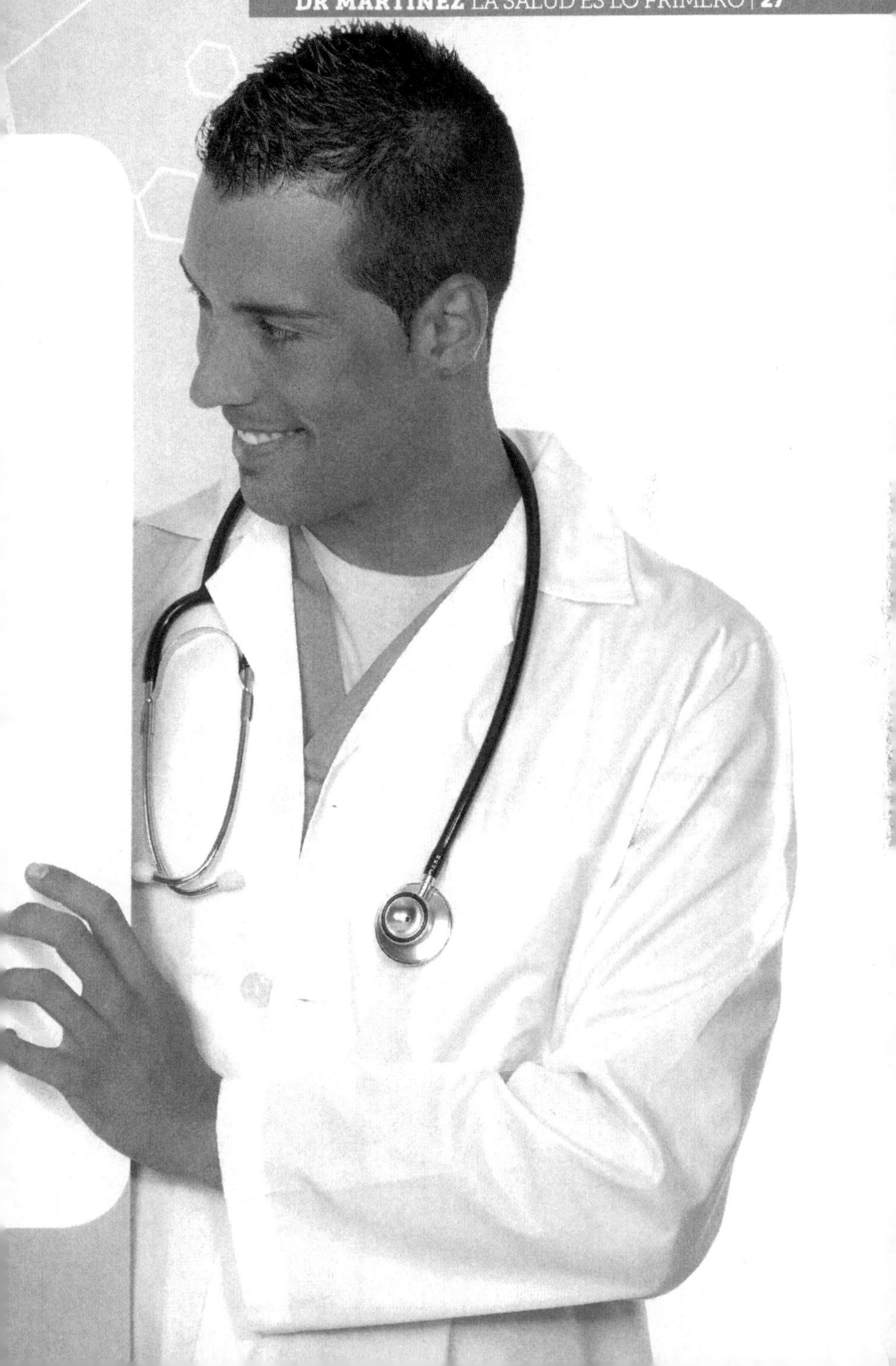

(D).- Las personas con esta forma de diabetes necesitan inyecciones de insulina a diario con el fin de controlar sus niveles de glucosa en sangre. Sin insulina, una persona con diabetes tipo 1 morirá más tarde o más temprano, generalmente, temprano.

(P).- *Doctor, ¿es posible alargar la vida de un paciente con diabetes tipo 1?*

(D).- Sí. Bajo ciertas circunstancias. Las personas con diabetes tipo 1 pueden llevar una vida saludable mediante una combinación de terapia diaria de insulina, estrecho seguimiento médico del paciente, una dieta sana y ejercicio físico.

(P).- *¿Por qué se producen tantos casos de la diabetes tipo 1?*

(D).- El número de personas que desarrollan diabetes tipo 1 aumenta cada año. Las razones para que esto suceda siguen sin estar bien establecidas, pero podría deberse a los cambios de los factores de riesgo medioambiental, a circunstancias durante el desarrollo en el útero, a la deficiente alimentación durante las primeras etapas de la vida o a infecciones virales.

(P).- *¿Existen algunos síntomas o signos particulares de la diabetes tipo 1, que nos orienten hacia que un niño, que aún no sabe expresarse adecuadamente, pueda estar desarrollando este tipo de diabetes?*

(D).- La respuesta es sí. Es en este caso cuando los padres del niño o del joven deben de estar muy pendientes del comportamiento de sus familiares. Un factor importantísimo y que ya lo hemos

mencionado, es la herencia. Un ser humano con padres diabéticos es un diabético genético del cual ya platicamos y es un diabético clínico en potencia.

(D).- El probable paciente con diabetes tipo 1 presentará una serie de síntomas y signos que, ya podemos adelantar, son comunes para todos los tipos de diabetes. Es posible mencionar los siguientes:

A Polidipsia, (sed anormal)

B Poliuria, (ganar de orinar frecuentes)

C Polifagia, (apetito constante e insaciable)

D Sequedad muy pronunciada de la boca.

E Cansancio extremo

F Falta de energía. Se levanta en las mañanas con trabajo. No quiere jugar, Se duerme en el día, etc.

G Pérdida de peso repentina,
H pronunciada y muy aparente.

I Tarda mucho tiempo en la curación de heridas

J Sufre infecciones recurrentes, repetitivas.

Comienza a tener una visión borrosa

que le ocasiona el uso de lentes cada vez con mayor graduación

(P).- *Doctor, ya veo que la diabetes 1 es un padecimiento muy delicado muy agresivo y que se deben de exagerar los cuidados del paciente sobre todo si es un niño.*

(D).- Qué bueno que así lo entiende pues un niño, en razón de su poca edad, tendrá una tendencia a descuidarse. Se le antojarán los dulces, la comida chatarra, los refrescos, no tomará por sí mismo su medicina y otros factores difíciles de controlar por el menor.

CAPÍTULO 4

La diabetes
tipo 2

Sus repuestas me parecen interesantes, fáciles de comprender y sobre todo muy ilustrativas.

(P).- Doctor, ¿la diabetes tipo 2 es igual a la diabetes tipo 1?

(D).- Sí y no. Esta respuesta que parece ser un contrasentido tiene su explicación. La diabetes tipo 2 es tan dañina como la diabetes tipo 1, llegando a ser mortal, cuando el paciente se descuida y no sigue las medidas adecuadas para controlarla. Entre paréntesis, le quiero decir que las medidas de control son prácticamente las mismas que se aplican para el control de la diabetes tipo 1.

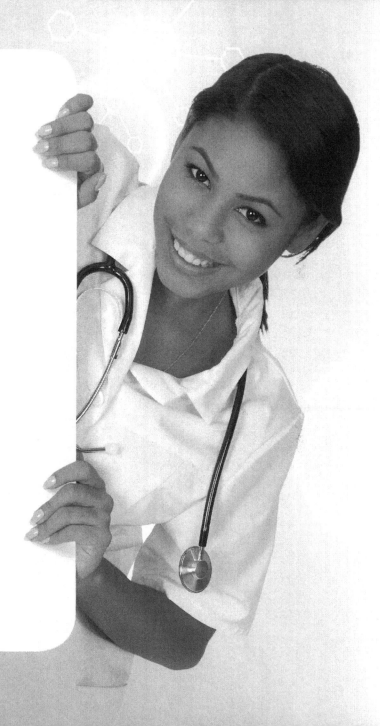

(P).-¿*Por ejemplo, doctor?*

(D).- La respuesta es muy fácil, piense en las recomendaciones que ya hicimos para la diabetes 1, esto es: dieta controlada, utilización de medicamentos, visitas periódicas al doctor, ejercicio físico diario, etc.

(D).- Relacionado con esto último, puedo señalar en este momento y que es muy importante, la caminata a paso vivo, rápido, pero sin trotar ni correr, es un excelente ejercicio, para todo mundo en general y para el paciente diabético en particular.

(D).- De acuerdo con lo anterior, la diabetes 1 y la diabetes 2, si se parecen entre sí, pero, la diabetes tipo 2 tiene algunas características particulares que

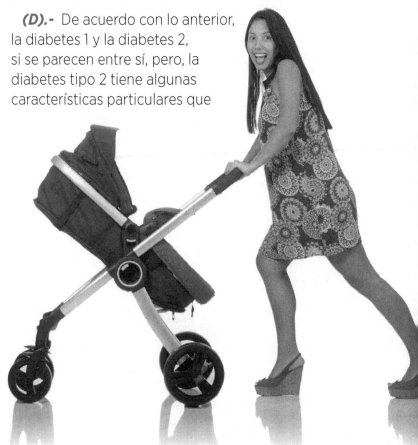

la hacen un tanto diferente de la diabetes tipo 1.

(P).- Creo que estoy entendiendo bien lo que hasta ahora me ha explicado, entonces, me gustaría hacerle algunas preguntas específicas relacionadas con la diabetes tipo 2, las cuales deduzco de lo que me ha platicado.

(D).- Le escucho y me complace mucho su actitud pues refleja su interés.

(P).- ¿La diabetes tipo 2 está tan generalizada como la de la diabetes tipo 1?

(D).- La diabetes tipo 2 es el tipo más común de diabetes.

(P).-¿La diabetes tipo 2 está relacionada con la edad del paciente como la diabetes tipo 1 lo está con los niños y jóvenes?

(D).- Suele aparecer en adultos, pero cada vez más hay más casos de niños y adolescentes.

(P).-¿Cuál es la causa de la diabetes tipo 2?

(D).- En la diabetes tipo 2, el organismo puede producir insulina pero, o no se produce una cantidad suficiente por parte del paciente, o el organismo no responde a sus efectos, ocasionando una acumulación de glucosa en la sangre.

(P).-¿Existen algunos factores que tengan influencia en el desarrollo de la diabetes tipo 2?

(D).- Sí. Aunque muchas de la razones para desarrollar esta diabetes tipo 2, permanecen ignoradas los factores de riesgo son básicamente los mismos que determinan la aparición de la diabetes tipo 1.

(D).-, Entre los factores determinantes de la diabetes tipo 2, es posible mencionar, los siguientes:

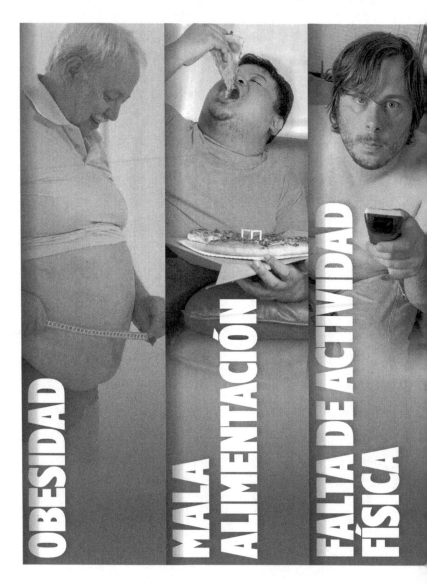

OBESIDAD

MALA ALIMENTACIÓN

FALTA DE ACTIVIDAD FÍSICA

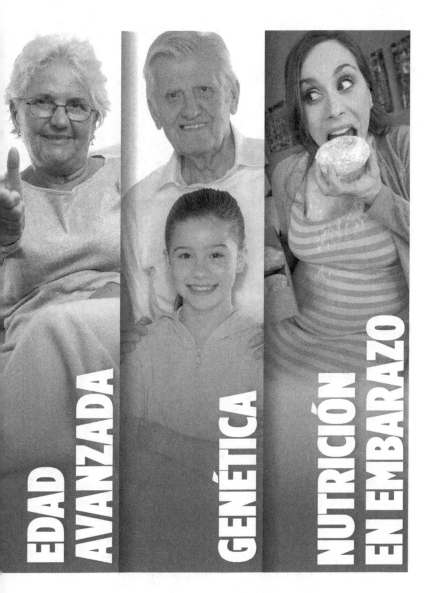

EDAD AVANZADA

GENÉTICA

NUTRICIÓN EN EMBARAZO

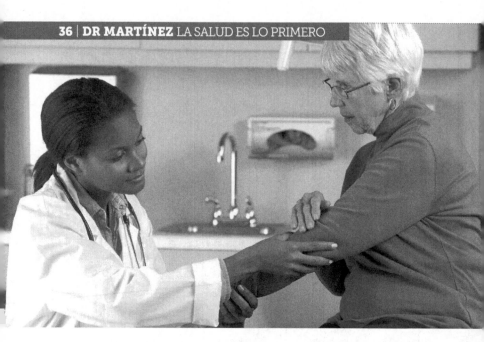

(P).- *Efectivamente, veo que son las mismas condiciones o factores los que desatan la aparición de los dos tipos de diabetes de los cuales hemos hablado.*

(D).- Sin embargo, si existen algunas características que hacen diferentes a los dos tipos de diabetes. Así por ejemplo:

(D).- Las personas con diabetes tipo 2 podrían pasar mucho tiempo sin saber de su enfermedad debido a que los síntomas pueden tardar años en aparecer o en reconocerse. Durante este tiempo, el organismo se va deteriorando debido al exceso de glucosa en sangre.

(P).- *Doctor, ¿lo anterior representa alguna desventaja para el paciente.*

(D).- Sí, pues a muchas personas, este padecimiento, la diabetes tipo 2, se les diagnostica tan sólo cuando las complicaciones diabéticas se hacen patentes, en ocasiones de manera muy grave.

(P).- *Le quiero hacer una pregunta que quizá debí expresarla antes, pero que aún es oportuna.*

(D).- Sí. Dígame.

(P).- *La diabetes tipo 2 ¿es característica de algún grupo de edad?*

(D).- Este tipo de diabetes suele aparecer con más frecuencia en individuos adultos; sin embargo, cada vez se presentan más casos en niños y adolescentes. Además, el número de personas con diabetes tipo 2 está en rápido aumento en todo el mundo. Esta diabetes tipo 2 es el tipo más común de por lo que mucha gente, incluyendo a los médicos, nos referimos a ella simplemente como diabetes.

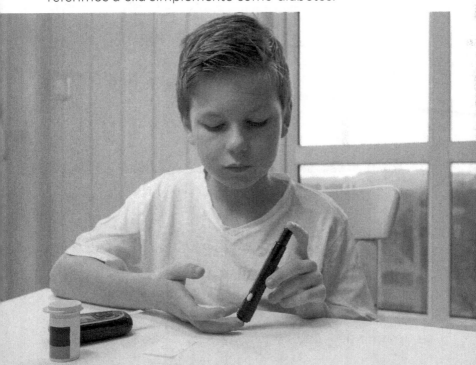

(P).- Supongo que el aumento de la incidencia de la diabetes tipo 2 a nivel mundial está asociado con algunos de los factores que influyen en el desarrollo de la diabetes tipo 1.

Desarrollo económico de la población

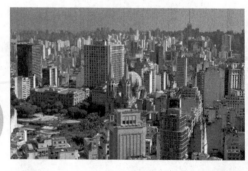

Incremento de la urbanización

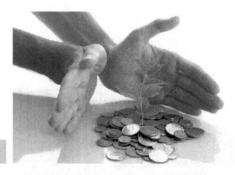

Cambio en el estilo de vida

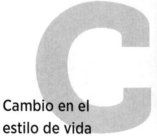
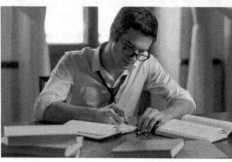

(D).- Efectivamente son prácticamente los mismos aunque podemos mencionar otros que no hemos tratado antes, entre ellos los siguientes:

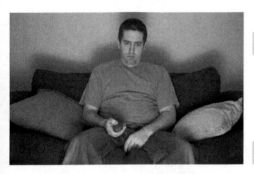
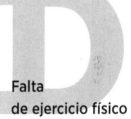

Falta
de ejercicio físico

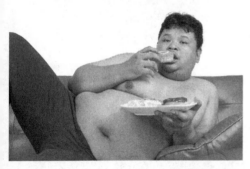
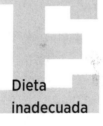

Dieta
inadecuada

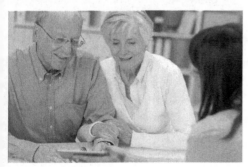
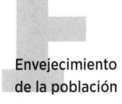

Envejecimiento
de la población

(D).- Si se fija usted, los factores señalados con las letras a, b y c tienen una enorme influencia para que el paciente diabético no haga ejercicio, no controle su dieta y viva muy apresurado.

(P).-¿Por qué doctor?

(D).- En una familia actual, los dos integrantes de una pareja generalmente tiene un trabajo fuera de su casa. Esto determina que siempre estén con prisas. Tienen que llegar a tiempo a su sitio de trabajo que no necesariamente está cerca de su domicilio. Llevar a los hijos a la escuela. El estrés que puede suponer el propio trabajo. Los gastos. Tantas prisas influyen para que, entre otras cosas, en la familia se consuma comida rápida, que puede ser nutritiva, pero no necesariamente la más adecuada para un paciente diabético.

(D).- Si nos referimos al envejecimiento de la población, consideremos lo siguiente: Hace algunos años el promedio de vida del humano era más bajo que el actual. Las personas eran víctimas frecuentes de diversas enfermedades y los cuidados médicos, por razón natural de la época, eran menos efectivos que los actuales. Hoy, estos tratamientos médicos son más eficaces, el enfermo se recupera con más facilidad y rapidez de sus enfermedades y llega a una edad mayor. El envejecimiento hace que el organismo se "gaste", esto puede también contribuir la aparición de la diabetes tipo 2.

(P).- ¡Qué interesantes consideraciones!

(P).- Doctor. ¿La diabetes 2 se trata también con insulina?

(D).- En contraste con las personas que padecen diabetes tipo 1, la mayoría de pacientes con tipo 2, en general no necesitan una dosis diaria de insulina para sobrevivir. Sin embargo...

(D).- No se excluye la posibilidad de que en determinado momento sea necesario administrarla acompañada con una medicación oral, para controlar la afección. Lo anterior, claro, sin dejar de lado una dieta sana y el aumento de la actividad física.

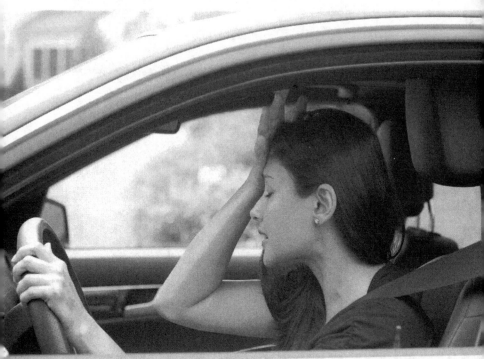

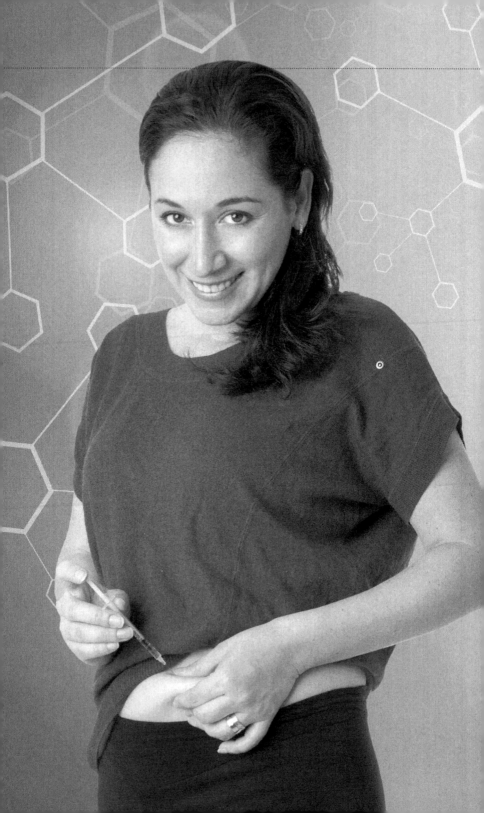

CAPÍTULO 5

La resistencia a la
insulina

He escuchado algo que algunas personas hablan de una resistencia a la insulina. ¿Esto qué significa?

(D).- Así es, existe una condición íntimamente ligada con la diabetes tipo 2 y precisamente, así se denomina: "resistencia a la insulina".

(P).- *¿Esta resistencia a la insulina es la causa de la diabetes tipo 2?*

(D).- Es una condición estrechamente ligada a la diabetes tipo 2, y es la causa más importante de la aparición de la enfermedad aunque no es su única causa. Piense en los factores que hemos mencionado antes y que también se relacionan con la aparición de la enfermedad.

(P).-*¿Qué genera la resistencia a la insulina?*

(D).- Hasta la fecha todavía no se conoce el mecanismo íntimo por el cual las células pierden la capacidad de utilizar la insulina. Aunque por supuesto, está relacionada con ciertos factores de riesgo como los que ya hemos implicado en el desarrollo de la enfermedad.

(D).- Lo que sí se sabe es que las células del diabético ya no fijan la insulina, es decir, desarrollan resistencia a la insulina y ya no la utilizan. Como consecuencia, la glucosa no penetra a las células y se acumula en el organismo el cual pierde energía y desarrolla los síntomas característicos de la diabetes tipo 2. Ahora, el paciente está francamente diabético.

(P).- *Es evidente que la diabetes es una enfermedad muy compleja*

(D).- Así es. Un factor importantísimo en el desarrollo de cualquier tipo de diabetes, el cual no he mencionado, desafortunadamente cada día es más común y ya es un problema mundial de salud es la obesidad, particularmente cuando la grasa está excesivamente acumulada en el abdomen.

(P).- *Creo que no entiendo esta relación entre la diabetes y la obesidad.*

(D).- La relación a pesar de ser muy clara, el paciente no la ve o no quiere verla. Ahora yo le pregunto. ¿Usted cree que una persona obesa está cuidando su alimentación?

(P).- *Por supuesto que no.*

(D).- ¿Hará ejercicio físico frecuentemente?

(P).- *Tampoco*

(D).- Si se fija hemos insistido mucho en la importancia que tiene una dieta sana y el ejercicio físico para un paciente prediabético o francamente diabético. ¿Le queda clara ahora la relación entre la diabetes y la obesidad?

(P).- *Sí doctor.*

(D).- Muchas veces he escuchado a mis pacientes o a otras persona decir algo que es un tremendo error y que puede llegar a ser hasta fatal.

(D).- Las personas dicen, refiriéndose a un amigo o un conocido con diabetes: "Tal persona tiene la 'diabetes del adulto'". Obviamente se están refiriendo a la diabetes tipo 2 y continua diciendo, "lo bueno es que padece la diabetes buena o benigna".

(D).- Todo lo anterior es falso. No existe la diabetes buena ni benigna. Todos los tipos de diabetes son malos.

(D).- El paciente diabético siempre tendrá complicaciones de su salud las cuales, comparativamente, en el paciente sano no se presentarán. Estas complicaciones serán graves o no, de acuerdo con los cuidados que ponga sobre su padecimiento.

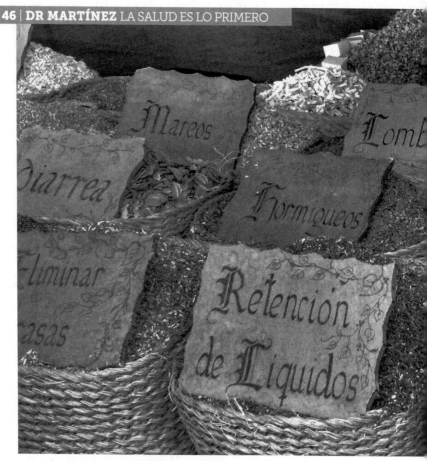

(P).- *Doctor, ya lo expresé antes y ahora lo repito; es evidente que la diabetes es una enfermedad muy compleja.*

(P).- *Según en escuchado en diferentes sitios, los familiares o los amigos de una persona diabética le recomiendan muchos remedios caseros para curar su enfermedad ¿Qué tan efectivos son estos remedios caseros?*

(D).- De acuerdo con mi experiencia profesional, ningún remedio casero cura la diabetes. Tal vez de alguna manera contribuya alguno de estos remedios al control de la enfermedad, pero, repito,

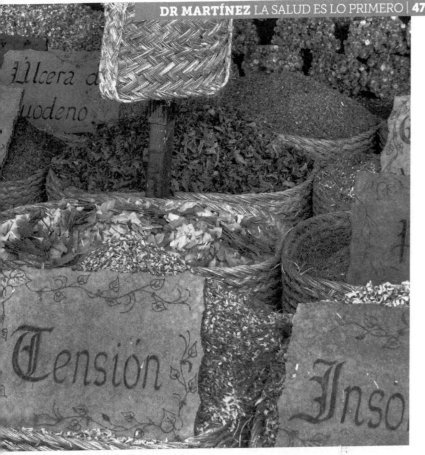

ningún remedio casero cura la enfermedad.

(P).- *¿Entonces por qué son tan populares los consejos para tomar estos remedios caseros?*

(D). Lo que le voy a decir es una idea totalmente personal y nadie la tiene que compartir conmigo.

(D).- Creo que lo que las personas diabéticas andan buscando siempre es un remedio mágico o varios que le curen la diabetes sin tener que cambiar sus hábitos alimenticios. Esto significa, poder seguir comiendo como lo han hecho toda la vida.

(P).-¿*Será, doctor?*

(D).- Así me parece, y si no fíjese. Siempre será más apetitoso y producirá más tentación comerse unos tacos de carnitas o un platillo de mole, que un plato de verduras, por más adornadas que estén. No sería raro que el paciente diga, "¡Ah!, pero me comí mis carnitas acompañadas de suficientes verduras". Esto es sólo un pretexto pues el alimento dañino ahí está, son las carnitas las cuales tienen mucha grasa.

(P).- *Es verdad doctor.*

(D).- La utilización de estos remedios por otro lado, representan un riesgo y un peligro para los pacientes.

(P).- *¿De qué manera?*

(D).- Si el paciente consume algún remedio, de alguna manera está modificando sus hábitos para comer. Es posible que, en los primeros días de ingerir el remedio hasta le baje el nivel de glucosa.

(P).- *¿Cuál es entonces el riesgo que usted menciona?*

(D).- El paciente se confía, baja la guardia y deja de tomar sus medicamentos pues ya se siente mejor. Empieza poco a poco a comer nuevamente alimentos dañinos para su salud. Irremediablemente, su glucosa volverá a incrementarse, el paciente se siente mal otra vez y regresa rápido a su medicina. Pero recordemos, que los altos niveles de glucosa siempre causan algún daño al organismo enfermo. Creo que me entiende pues ya hemos discutido los problemas generales asociados a estos altos niveles de glucosa en la sangre.

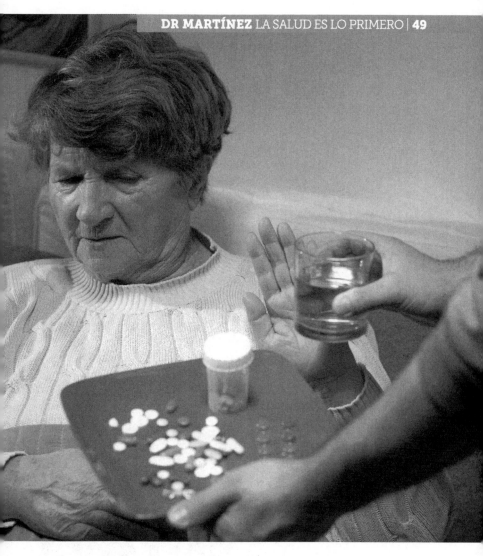

(P).- Efectivamente doctor.

(P).-¿El paciente diabético debe vigilar algunas otras condiciones de su salud, además de su concentración de la glucosa en sangre?

(D).- Excelente pregunta. La respuesta es un SÍ, con mayúsculas, contundente.

(D).- Siempre será muy conveniente que el paciente diabético vigile y mantenga dentro de los límites normales, además de la glucosa las siguientes condiciones:

Presión arterial

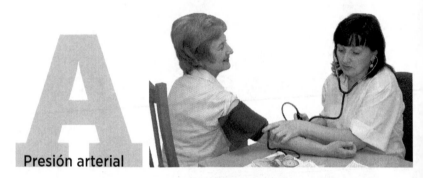

Diámetro de la cintura de hombres

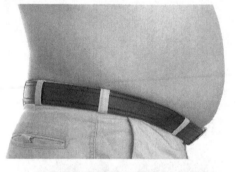

Diámetro de la cintura de mujeres

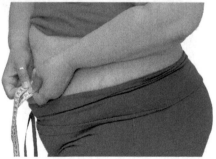

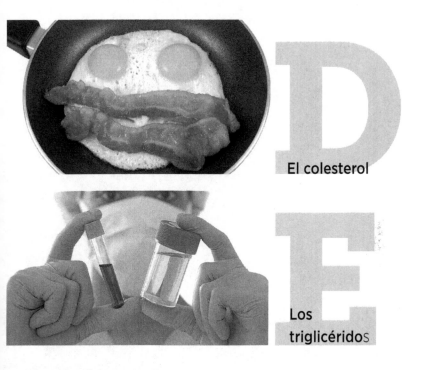

D El colesterol

E Los triglicéridos

(D).- No abundo demasiado en la descripción de estos factores pues es conveniente que el paciente observe cuidadosamente las indicaciones de su médico para mantener dentro de los límites normales cada uno de estos factores.

(P).- De acuerdo con la clasificación que hemos discutido para la diabetes, nos faltaría platicar de la diabetes gestacional.

(D).- Si y le puedo adelantar que este es un tipo muy interesante de la enfermedad.

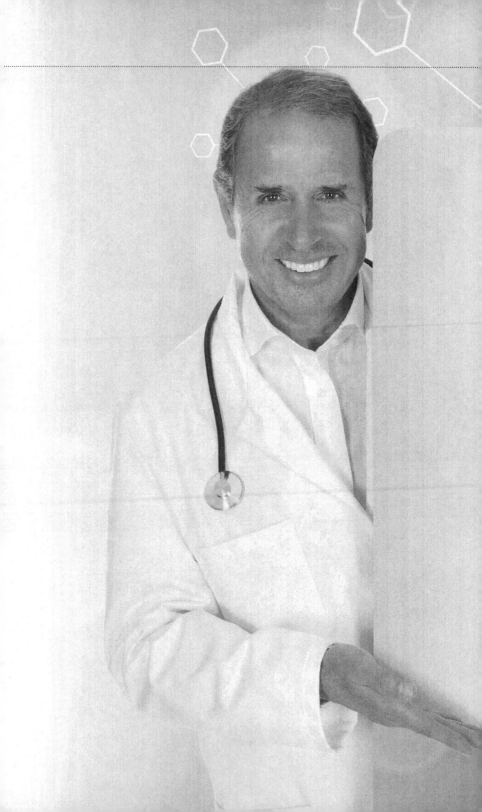

CAPÍTULO 6

La diabetes
Mellitus
Gestacional
(DMG)

Doctor, una de mis vecinas está embarazada. Siempre ha parecido muy sana y, refiere que tiene molestias la cuales, platicando con algunas otras personas, le hacen pensar que está diabética.

(P).- *¿Es eso posible?*

(D).- Pues sí. Se considera que una mujer padece de Diabetes mellitus gestacional (DMG) cuando se le diagnostica diabetes por primera vez durante el embarazo.

(P).- *¿Cuáles son las causas de tal padecimiento tan particular?*

(D).- La (DMG) se produce cuando el organismo de la mujer embarazada no produce o no utiliza suficiente insulina la cual es necesaria, indispensable diría yo, para una gestación sana y normal.

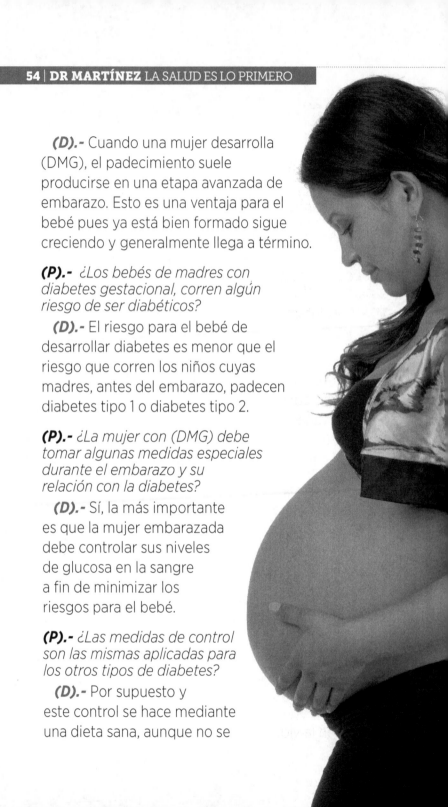

(D).- Cuando una mujer desarrolla (DMG), el padecimiento suele producirse en una etapa avanzada de embarazo. Esto es una ventaja para el bebé pues ya está bien formado sigue creciendo y generalmente llega a término.

(P).- *¿Los bebés de madres con diabetes gestacional, corren algún riesgo de ser diabéticos?*

(D).- El riesgo para el bebé de desarrollar diabetes es menor que el riesgo que corren los niños cuyas madres, antes del embarazo, padecen diabetes tipo 1 o diabetes tipo 2.

(P).- *¿La mujer con (DMG) debe tomar algunas medidas especiales durante el embarazo y su relación con la diabetes?*

(D).- Sí, la más importante es que la mujer embarazada debe controlar sus niveles de glucosa en la sangre a fin de minimizar los riesgos para el bebé.

(P).- *¿Las medidas de control son las mismas aplicadas para los otros tipos de diabetes?*

(D).- Por supuesto y este control se hace mediante una dieta sana, aunque no se excluye la posibilidad de un tratamiento de medicación oral y hasta el uso de insulina.

(P).- *¿Qué pasará cuando la mujer embarazada llegue al término del embarazo y tenga su parto?*

(D).- Se puede decir que en general, la diabetes gestacional de la madre suele desaparecer tras el parto.

(P).- *¿Podemos considerar entonces que esta diabetes si es un tanto benigna?*

(D).- Absolutamente NO. Ya dijimos que no existe la diabetes benigna o buena. Todos los tipos de diabetes perjudican al paciente de una forma u otra.

(D).- En relación con este planteamiento de la posible diabetes "benigna" le quiero decir que desafortunadamente, las mujeres que han padecido DMG corren un gran riesgo de desarrollar diabetes tipo 2 con el paso del tiempo.

(P).-*¿Y qué sucede con el bebé?*

(D).- Los bebés nacidos de madres con (DMG) corren un mayor riesgo de desarrollar problemas de obesidad y de padecer diabetes tipo 2 en la edad adulta.

(P).-*Ya veo doctor, efectiva y desafortunadamente, la diabetes es una enfermedad muy agresiva para el paciente.*

(D).- En relación con esta agresividad es oportuno platicar algunos aspectos generales de las complicaciones que se presentan en un paciente diabético. Se puede considerar que estas complicaciones son las que finalmente acabarán con la vida del paciente.

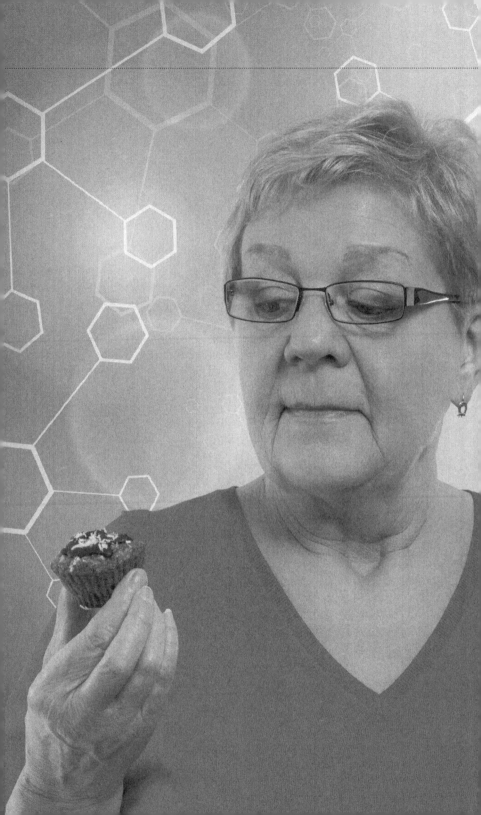

CAPÍTULO 7

Las complicaciones
diabéticas

M e interesa mucho saber algo acerca de estas complicaciones correlacionadas con la diabetes.

(D).- Para empezar, las personas con diabetes corren un riesgo de desarrollar una serie de problemas de salud más graves que los que podría padecer una persona sana.

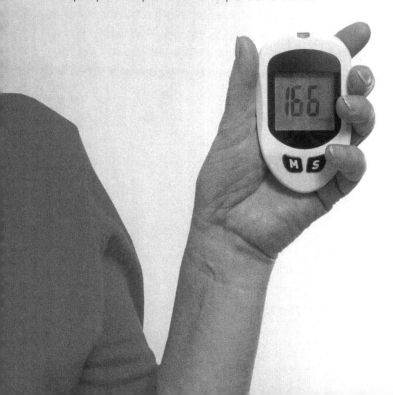

(D).- De acuerdo con lo que hemos platicado, ya podría usted deducir los problemas asociados a la existencia de niveles permanentemente altos de glucemia.

(P).- Sí doctor, pero me gustaría que insistiera usted en la mención de estas complicaciones.

(D).- De manera general podemos decir que asociadas a la diabetes se pueden producir graves enfermedades, las cuales afectarán al corazón y los vasos sanguíneos, los ojos, los riñones y los nervios; de la misma forma los pacientes diabéticos son muy susceptibles a contraer enfermedades infecciosas.

(D).- Antes de entrar en más detalles debemos insistir en la importancia de, mantener los niveles de glucemia, de tensión arterial, de colesterol y de triglicéridos muy cercanos a lo normal lo cual, aunado al ejercicio y una dieta controlada, pueden ayudar a retrasar o prevenir las complicaciones diabéticas.;

(D).- Por otra parte también es esencial que las personas con diabetes se practiquen revisiones médicas con regularidad para detectar y prevenir posibles complicaciones de su salud.

(D).- Pasemos entonces a las tantas veces mencionadas: "complicaciones de la salud asociadas con la diabetes"

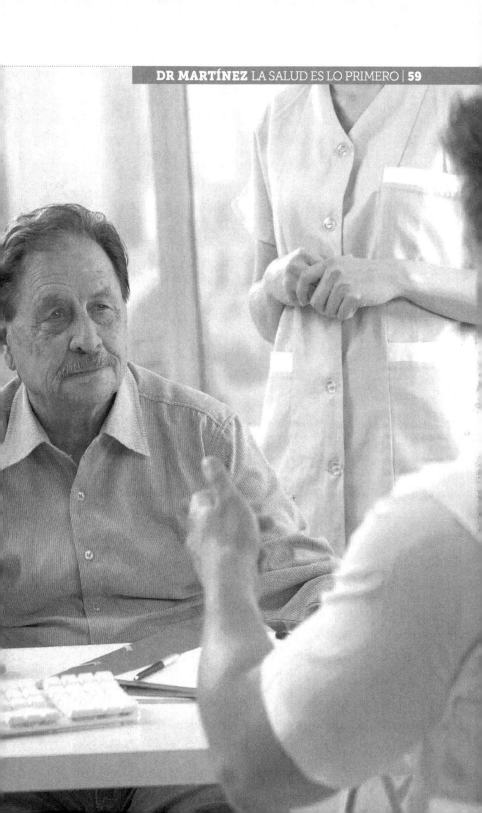

CAPÍTULO 8

Enfermedades cardiovasculares

Las enfermedades cardiovasculares son la causa más frecuente y más común de la discapacidad o de la muerte del paciente diabético.

(D).- Un paciente diabético sufre daños en los vasos sanguíneos, desde los más finos como los vasos capilares, hasta vasos sanguíneos gruesos como son las venas y las arterias con la asociación de daños graves al corazón. En conjunto estas afectaciones a vasos y corazón se conocen con el nombre de daños cardiovasculares.

(D).- Los daños a los vasos sanguíneos son la consecuencia inicial de los problemas causados en otros órganos como los riñones, ojos, corazón, nervios periféricos, extremidades inferiores (piernas y pies).

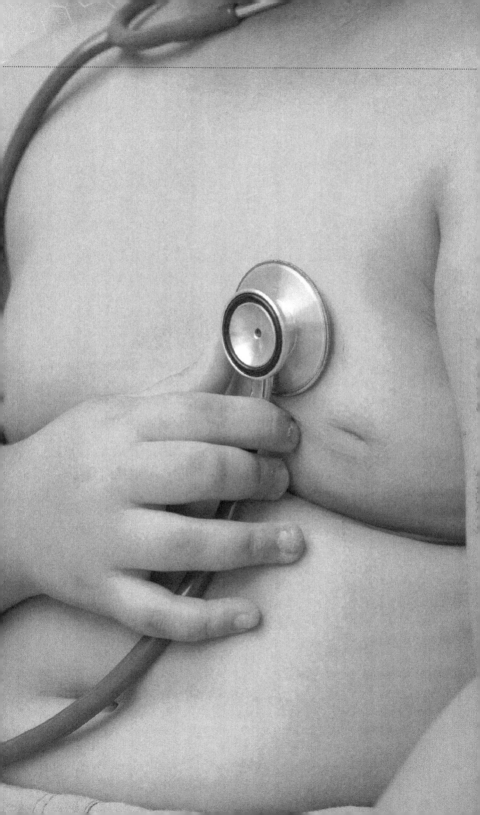

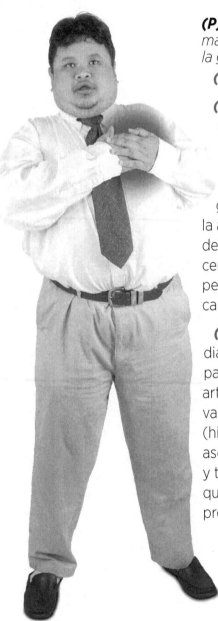

(P).-Cada vez me convenzo más de la complejidad y de la gravedad de la diabetes.

(D).- Así es.

(D).- Podemos abundar en el hecho de que los daños cardiovasculares son la causa de otras complicaciones graves tales como son la angina de pecho, infarto del miocardio, derrame cerebral, enfermedad arterial periférica e insuficiencia cardíaca congestiva.

(D).- Para los pacientes diabéticos que además padecen de alta presión arterial (hipertensión), de valores altos de colesterol (hipercolesterolemia) asociados a la hiperglucemia y todos los factores de riesgo que ya hemos mencionado, provocan que aumente la susceptibilidad del diabético a padecer complicaciones cardiovasculares.

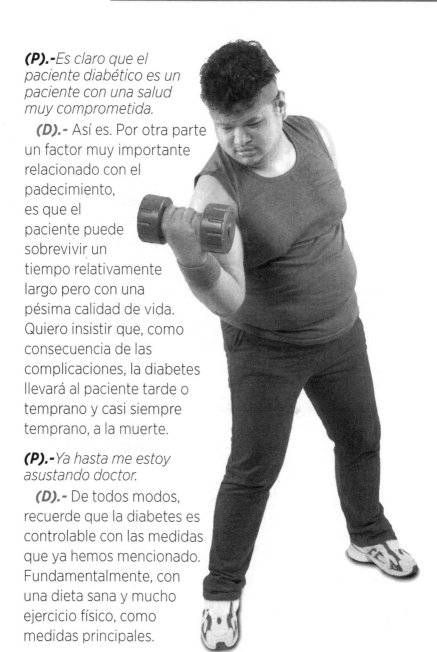

(P).-_Es claro que el paciente diabético es un paciente con una salud muy comprometida._

(D).- Así es. Por otra parte un factor muy importante relacionado con el padecimiento, es que el paciente puede sobrevivir un tiempo relativamente largo pero con una pésima calidad de vida. Quiero insistir que, como consecuencia de las complicaciones, la diabetes llevará al paciente tarde o temprano y casi siempre temprano, a la muerte.

(P).-_Ya hasta me estoy asustando doctor._

(D).- De todos modos, recuerde que la diabetes es controlable con las medidas que ya hemos mencionado. Fundamentalmente, con una dieta sana y mucho ejercicio físico, como medidas principales.

CAPÍTULO 9

Las enfermedad

ocular

D octor, me he fijado que muchas personas diabéticas tienen problemas con su visión.

(D).- De las complicaciones relacionadas con la diabetes, ésta es una de las más frecuentes. La pérdida de la visión.

(P).- ¿Cuál es el mecanismo mediante el cual se produce este daño ocular?

(D).- La mayoría de las personas con diabetes desarrollará en algún momento alguna forma de enfermedad ocular, conocida con el nombre de retinopatía o retinopatía diabética, que irremediablemente dañará la vista: Por desgracia, con mucha frecuencia este daño desemboca en la ceguera.

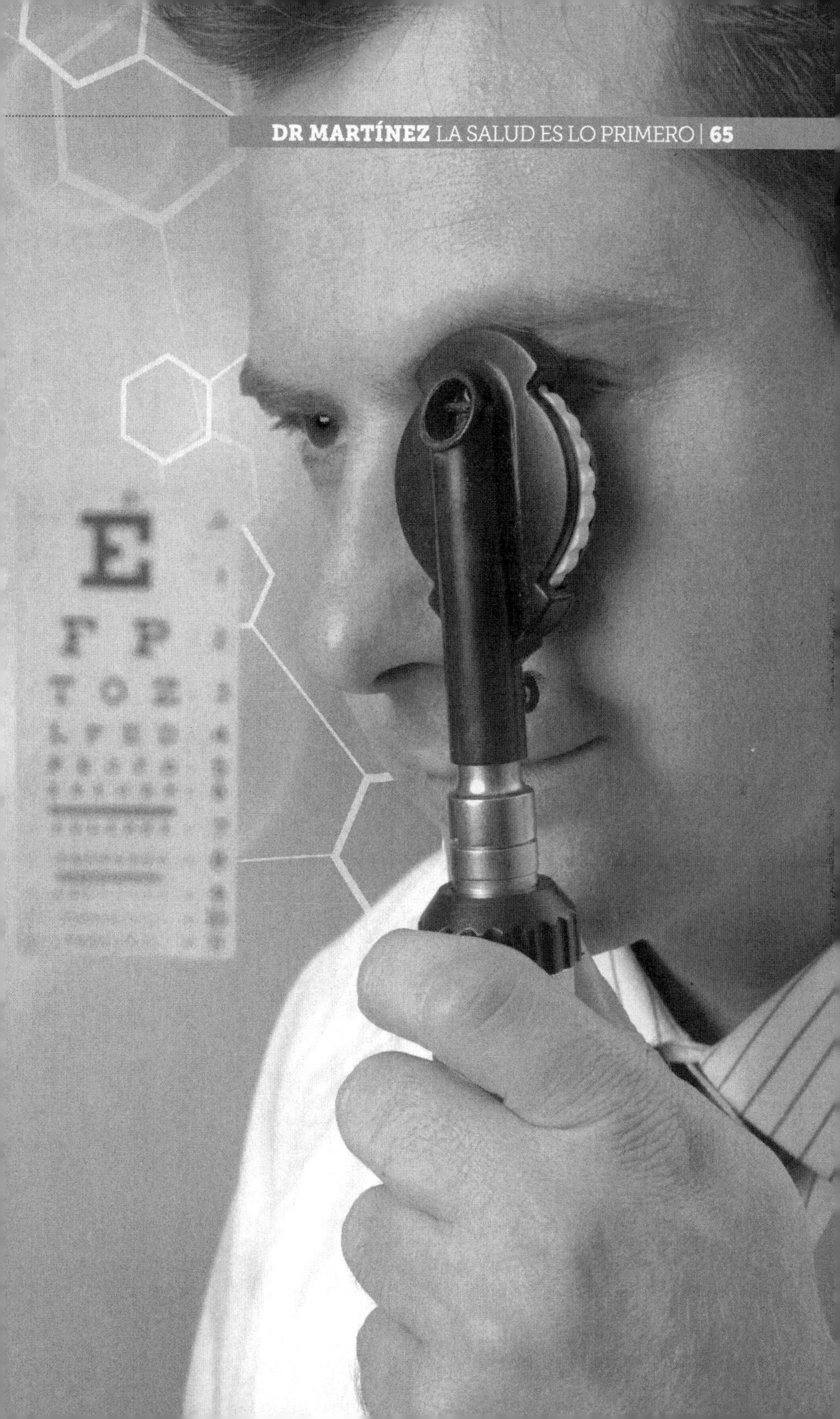

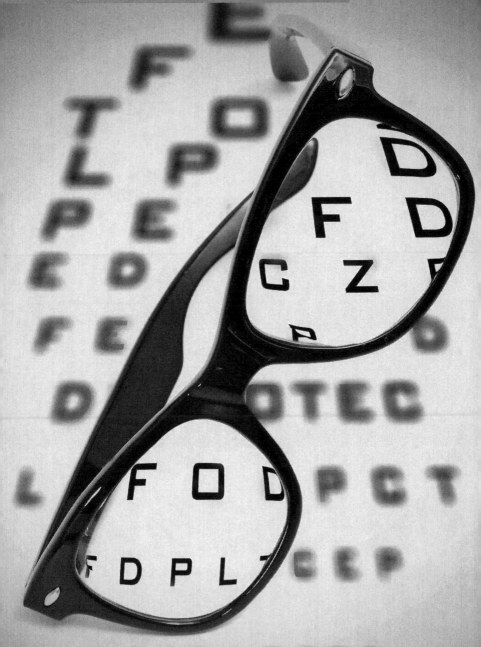

(D).- En la retinopatía diabética, se deteriora la red de vasos sanguíneos que la surten de sangre. Se produce entonces una pérdida permanente de la visión. Los vasos dañados sufren cambios en su permeabilidad y dejan salir, de manera anormal, sangre o alguno de sus fluidos componentes. Cuando se produce esta salida de líquidos sanguíneos en la retina, ésta se lesiona, y la imagen enviada al cerebro se hace borrosa. Esta opacidad de la imagen es progresiva y, termina en la ceguera.

(P).-¿Este daño a los ojos se puede evitar?

(D).- Sí, siempre y cuando el paciente controle sus niveles de glucosa en la sangre de manera oportuna, esto quiere decir, desde que se entera de que es un paciente diabético.

(D).- El paciente que sufre retinopatía diabética deberá practicarse revisiones periódicas con el oftalmólogo; cuando menos una vez al año o con más frecuencia dependiendo de qué tan avanzado esté el daño. Por supuesto, le mejor medida para evitar llegar a esta complicación será, nuevamente, el control de los niveles de glucosa procurando mantenerlos cercanos a lo normal.

CAPÍTULO 10

La enfermedad
renal

O tra complicación es el daño producido a los riñones. Esta enfermedad conocida con el nombre de nefropatía del paciente diabético es mucho más frecuente en personas con diabetes que en quienes no la tienen.

(P).-¿*Cuál es el mecanismo por el que los riñones se dañan?*

(D).- Esta enfermedad está causada, otra vez, por un deterioro de los vasos sanguíneos, deterioro que causa que los riñones sean menos eficientes en su función o que lleguen a fallar por completo.

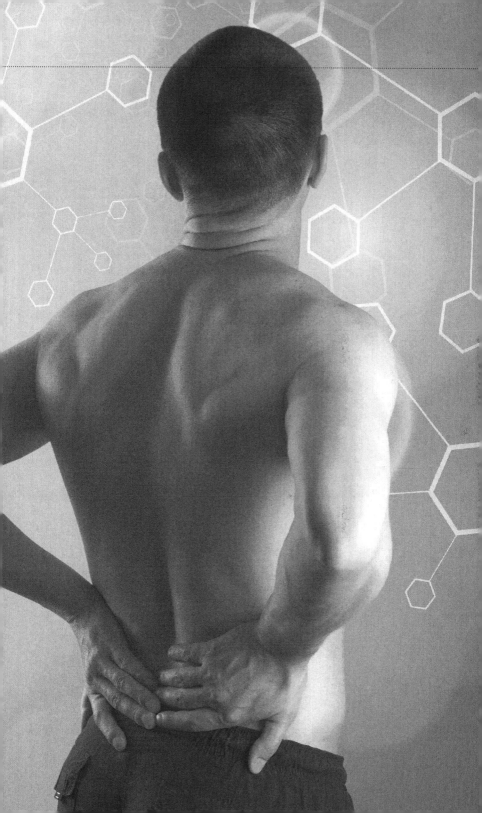

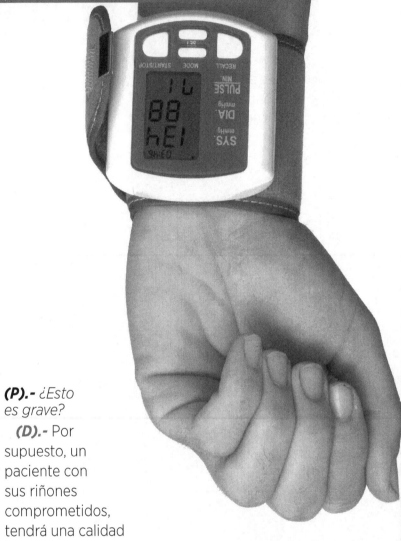

(P).- *¿Esto es grave?*

(D).- Por supuesto, un paciente con sus riñones comprometidos, tendrá una calidad de vida muy pobre y en el corto plazo, el daño renal será fatal.

(P).- *¿Cómo se puede controlar este daño?*

(D).- Lo primero es evitar que el paciente diabético llegue a este daño renal. Como de costumbre, lo anterior se puede lograr manteniendo los niveles de glucemia y tensión arterial dentro de lo normal. Estas dos medidas pueden reducir enormemente el riesgo de nefropatía.

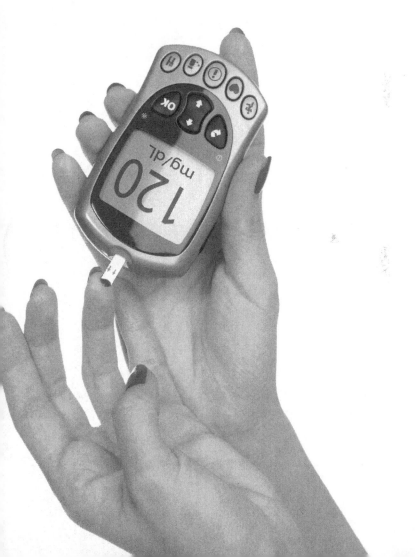

CAPÍTULO 11

Las lesiones
nerviosas

C uando los valores de glucemia y de tensión arterial son demasiado altos, el organismo sufre muchas complicaciones y digo sufre porque son un verdadero padecimiento. Además de los daños que se producen en los vasos sanguíneos la diabetes se asocia generalmente con un daño muy serio de las fibras nerviosas de todo el organismo. Este se conoce como neuropatía. Algunas personas la consideran como polineuritis diabética.

(P).- *¿Cómo se produce esta neuropatía?*

(D).- Ya hemos mencionado los daños que sufren los vasos sanguíneos del paciente diabético. Bueno, pues las fibras nerviosas también tienen sus propios vasos que les proporcionan la sangre necesaria para su buen funcionamiento. Entonces, un daño de los vasos sanguíneos se traducirá en un daño de las fibras nerviosas.

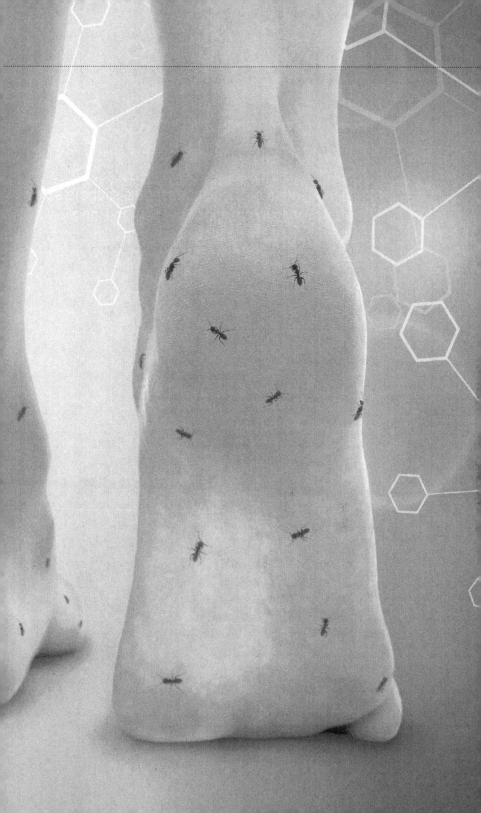

(P).- *¿Qué tan es importante es esta neuropatía?*

(D).- Tomando en consideración que todos los órganos del cuerpo humano están rodeados o cubiertos de fibras nerviosas a través de las cuales se transmiten los impulsos nerviosos, es fácil entonces suponer el daño que todos los órganos pueden sufrir, cuando los nervios están dañados.

(P).- *Sí doctor, muy interesante.*

(D).- Las complicaciones derivadas de esta neuropatía son diversas. Se pueden presentar problemas en la digestión, de incontinencia urinaria; de impotencia así como de otras muchas funciones; el paciente diabético puede llegar a volverse insensible al dolor y al calor excesivo.

(D).- Esta pérdida de sensibilidad es especialmente importante debido a que puede hacer que algunas lesiones del paciente diabético pasen desapercibidas, provocando graves infecciones, pie diabético y se puede llegar a las amputaciones.

(P).- *Doctor cada momento me convenzo más que la diabetes en sí, es un problema grave de salud, pero más graves son aún las complicaciones derivadas de este mal.*

(D).- Tiene usted razón. Ahora le voy a hacer una descripción de una de las complicaciones más dramáticas de la diabetes. Los que se conoce con el nombre de pie diabético.

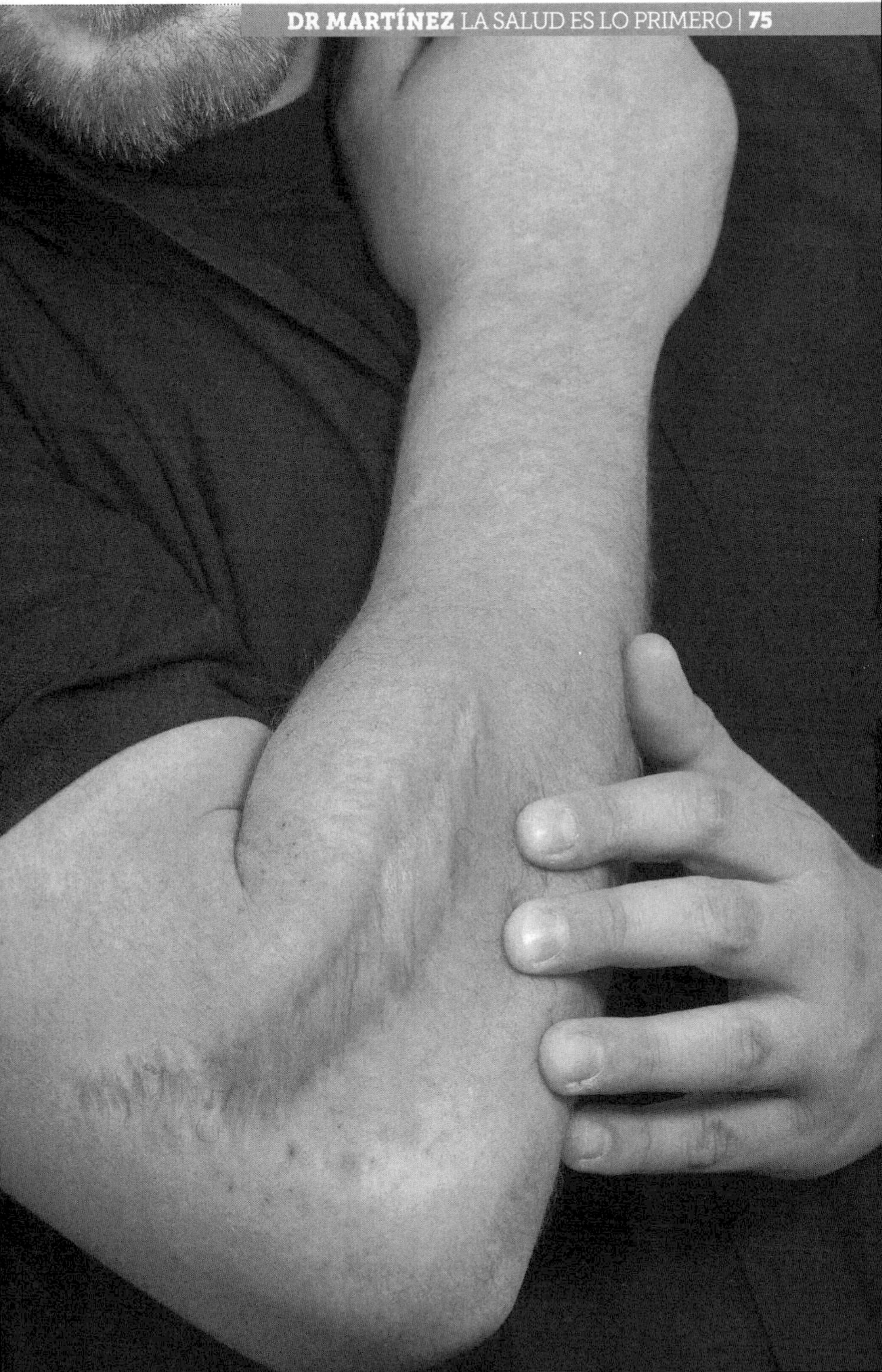

L as personas con diabetes podrían desarrollar una serie de distintos problemas del pie como resultado de las lesiones de los nervios y los vasos sanguíneos. Estos problemas pueden provocar fácilmente infecciones y úlceras que aumentan el riesgo de amputación del pie y, en ocasiones de la pierna entera.

(D).- Las personas con diabetes corren un riesgo de amputación de las extremidades inferiores, pie o la pierna en su totalidad mucho más alto que puede correr una persona sin diabetes. Si nos ponemos a pensar, a una persona sana. solamente sufre alguna amputación como resultado de un accidente.

CAPÍTULO 12

El pie diabético

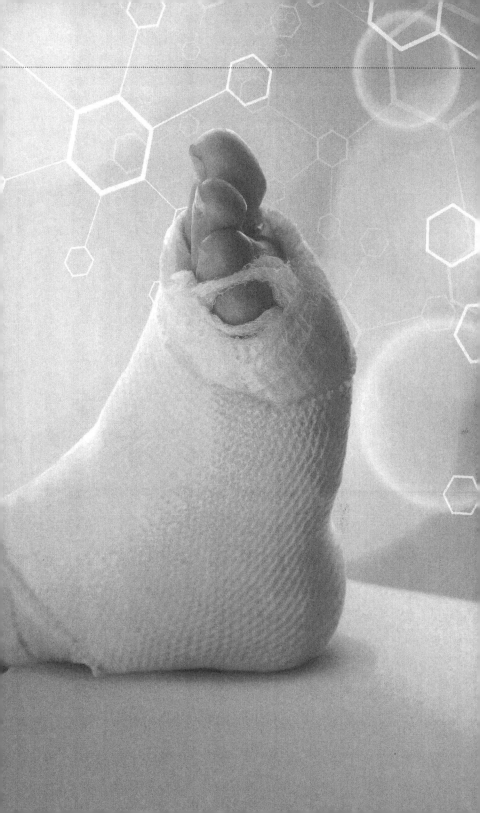

(P).- *¿Cómo llega a producirse este pie diabético?*

(D).- Otra vez, el problema se origina en el daño a los vasos sanguíneos y a las fibras nerviosas del paciente.

(P).- *Otra vez los vasos sanguíneos.*

(D).- Y las fibras nerviosas. Ahora que es posible establecer una relación colateral a este último comentario, el de la influencia del daño a los vasos sanguíneos. Podemos destacar la importancia que el ejercicio representa para un paciente diabético.

(P).- *Lo escucho con atención.*

(D).- Todos tenemos la experiencia de que, al hacer ejercicio, por más moderado que este sea, se acelera la frecuencia cardiaca, es decir, el corazón late más de prisa.

(D).- Ahora usted contésteme, ¿lo anterior tendrá alguna importancia para el paciente?

(P).- *¡Claro doctor!. Sus explicaciones son tan claras que es fácil sacar conclusiones propias.*

(D).- Le escucho.

(P).- *Como usted dice, al acelerarse el corazón, se activará la circulación de la sangre, este aumento en la velocidad de circulación, permitirá una mejor irrigación sanguínea lo cual se traduce en un beneficio para la salud de los propios vasos, de cada uno de los órganos y por supuesto, del enfermo.*

(D).- ¡Bravo! Me gusta su claridad de pensamiento.

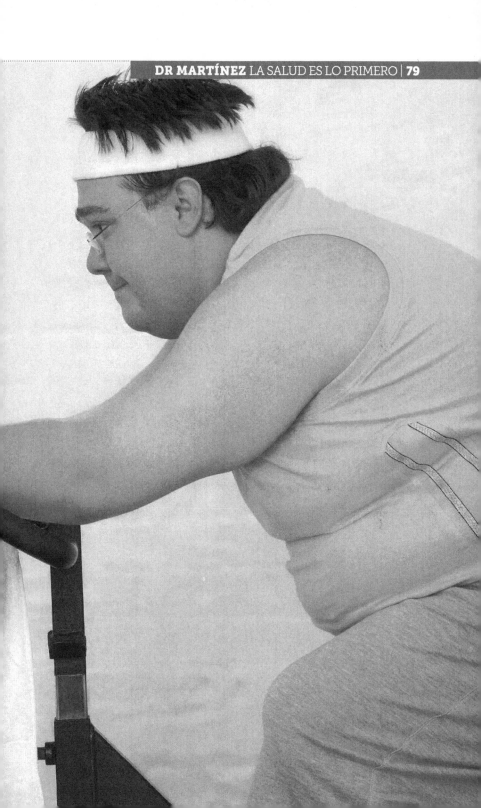

(D).- Pero pasemos al mecanismo de producción del pie diabético.

(P).- *Sí doctor.*

(D).- La neuropatía del diabético hace que éste pierda sensibilidad al dolor y al calor. Si hablamos de los pies, esta pérdida de sensibilidad origina que éstos sufran algunas deformaciones. Como consecuencia el paciente ya no camina con normalidad. Lo anterior puede conducir a que se produzcan roces, pequeñas o grandes lesiones en uno o los dos pies, las que, otra vez, por falta de una circulación sanguínea adecuada, tardan mucho tiempo en sanar o de plano ya no se recuperan. Si las lesiones producidas en el pie no son tratadas oportunamente, pueden llegar a producir gangrena del órgano y llegar a una irremediable amputación, la cual, dependiendo del tamaño de la lesión, podría llegar a abarcar la pierna en su totalidad.

(P).- *¡Qué terrible doctor!*

(D).- Sí, pero queda algún consuelo, mal consuelo por cierto.

(P).- *¿En qué consiste ese mal consuelo?*

(D).- Mediante una buena atención médica, un buen cuidado y un seguimiento profesional por parte de un equipo experto en el cuidado del pie diabético, se podrían salvar el otro pie, la pierna sana y la vida del paciente, incluso después de la amputación.

(P).- *¡Qué interesante, doctor.*

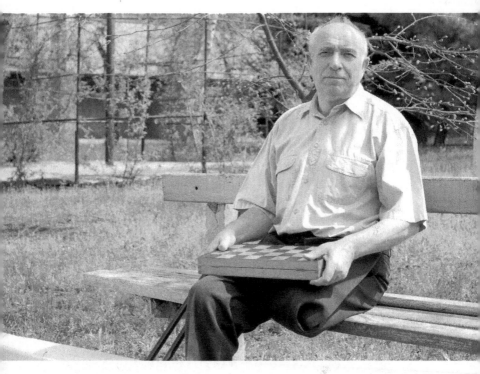

(D).- Fíjese bien en lo que le voy a decir.

(D).- Las personas con diabetes deben examinarse los pies con regularidad y con personal médico experto y especializado en el cuidado del pie diabético.

(D).- El paciente diabético no debe cortarse a sí misma las uñas de los pies ni los callos. Debe acudir al personal experto para que se lo practique. Así se evitarán pequeñas o grandes cortaduras de la piel, las que constituyen la puerta de entrada de las lesiones tan dramáticas y hasta crueles de las que ya hemos platicado.

CAPÍTULO 13

La diabetes gestacional, complicaciones

¿Y qué con la diabetes gestacional?

(D).- Ya antes platicamos de lo que es la diabetes gestacional. Hablemos ahora de algunas complicaciones asociadas a este padecimiento las cuales pueden afectar a la mujer embarazada y al bebé.

(P).- *Dígame doctor. Lo escucho con cuidado.*

(D).- Las mujeres con cualquier tipo de diabetes, corren el riesgo de desarrollar distintas complicaciones durante el embarazo. Deberán hacer entonces un seguimiento muy de cerca de sus niveles de glucosa en sangre, obviamente asesoradas por el médico que vigila el embarazo.

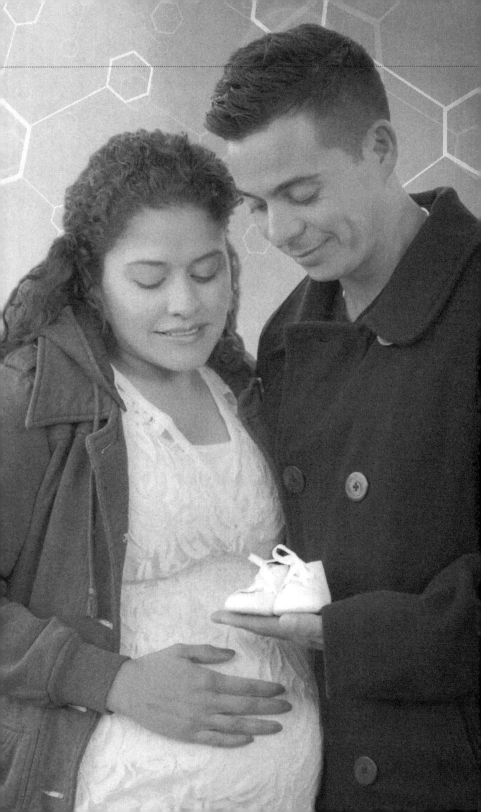

(D).- Las mujeres con diabetes tipo 1 necesitan más planificación y control de su padecimiento antes y a lo largo del embarazo con el objetivo de minimizar al máximo las complicaciones. La hiperglucemia durante el embarazo puede provocar cambios en el feto que provocarán un aumento exagerado de peso.

(D).- A su vez, el aumento de peso de bebé, generará problemas durante el parto. Por ejemplo: lesiones para el niño y para la madre.

(D).- Los niños que están expuestos a un nivel elevado de glucosa a lo largo del embarazo, están sujetos a un gran riesgo de desarrollar diabetes en el futuro, en ocasiones a muy temprana edad.

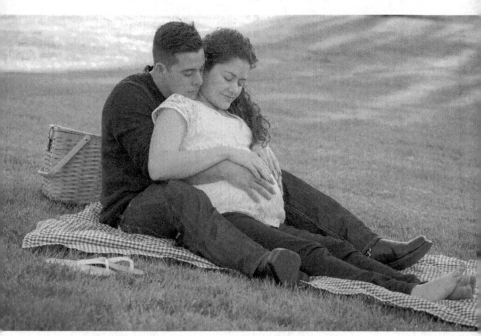

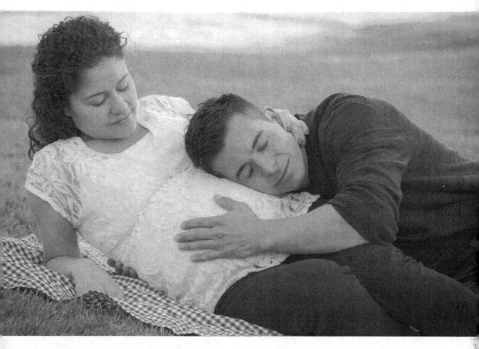

(D).- Ahora yo le pregunto. Este planteamiento de muy temprana edad ¿qué significa?

(P).- *Que el riesgo que corre el bebé es el de desarrollar la diabetes tipo 1 que como ya dijimos, es un padecimiento dependiente de insulina*

(D).- Así es. Está usted aprovechando bien lo que estamos platicando.

(P).- *Gracias doctor. ¿Además de esta diabetes gestacional existen otras complicaciones asociadas a la enfermedad?*

(D).- Le voy a platicar de otra que generalmente pasa desapercibida o, el paciente le atribuye el problema a otros factores. Esto es:

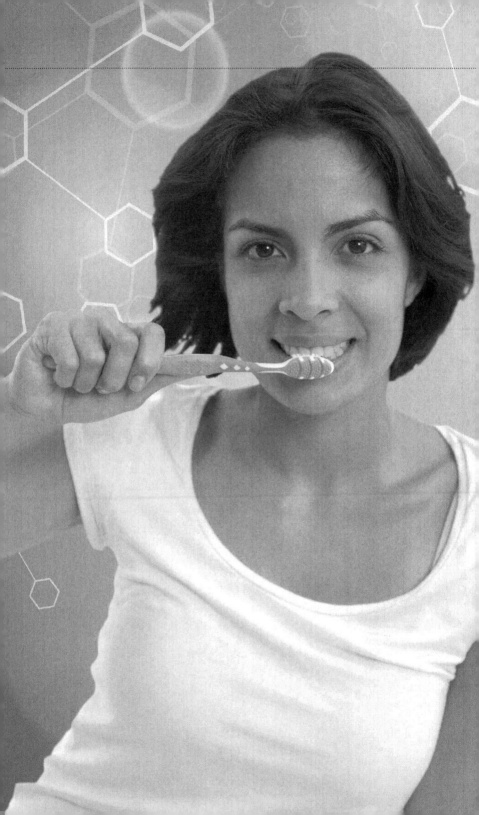

CAPÍTULO 14

La salud bucodental

Aunque tradicionalmente no se ha venido considerando como una complicación de la diabetes, la salud de la boca, de los dientes y de las encías también puede estar asociada a los altos niveles de glucosa en el paciente. Este riesgo para la salud incluye la aparición de gingivitis o sea la inflamación de las encías; este problema en las encías, es la causa principal del deterioro de los dientes que llega hasta la pérdida de las piezas dentales. La salud bucodental puede incrementar el riesgo de que el paciente sufra alguna enfermedad cardiovascular.

(P).- *Es una barbaridad lo que la diabetes significa para el paciente, especialmente sus complicaciones. No cabe duda que todo el organismo está en riesgo.*

(D).- Un hecho que llama mucho la atención y que generalmente pasa desapercibido y es el ocasional mal aliento o halitosis de los pacientes diabéticos.

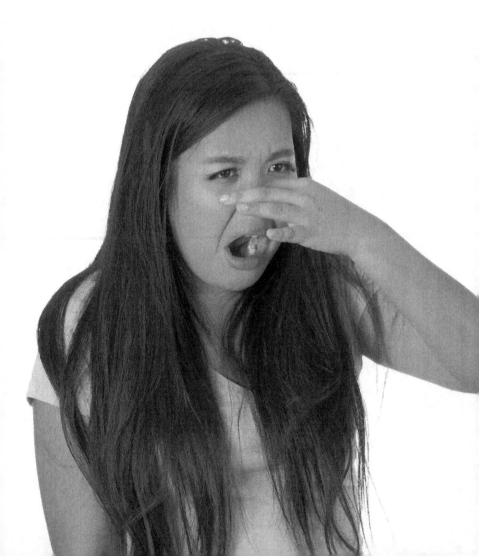

(P).- *¿También doctor?*

   (D).- También. Hemos insistido hasta la saciedad que los niveles de glucosa del paciente diabético se determinan en la sangre, esto es por comodidad y por la facilidad de la toma de la muestra, pero...

(P).- *¿Pero qué doctor?*

   (D).- Lo cierto es que la glucosa en exceso del paciente diabético está repartida en todo el organismo. Cuando digo todo el organismo estoy incluyendo la saliva del paciente, entonces...

   (D).- Se dice que en los pacientes diabéticos el olor de su boca recuerda al de las manzanas fermentadas. Este olor se debe a que las bacterias propias de la boca, fermentan la glucosa contenida en la saliva.

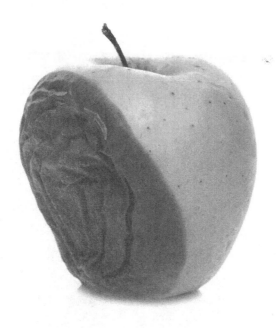

CAPÍTULO 15

La hipoglicemia

D octor, pasando a otro aspecto, he escuchado de algunas personas diabéticas que súbitamente se sienten mal y así lo expresan. Están temblorosos, pálidos, algunos hasta se desmayan y presentan otros síntomas y signos.

(D).- Efectivamente, así es. Estos pacientes sufren, por distintas causas, un descenso brusco de sus niveles de glucosa. Esta condición recibe el nombre de hipoglucemia y se dice que el paciente está hipoglucémico.

(P).- ¿Platicamos de esta condición?

(D).- Por supuesto. Podemos adelantar qué la hipoglicemia representa para el paciente un riesgo tan grande como la hiperglicemia.

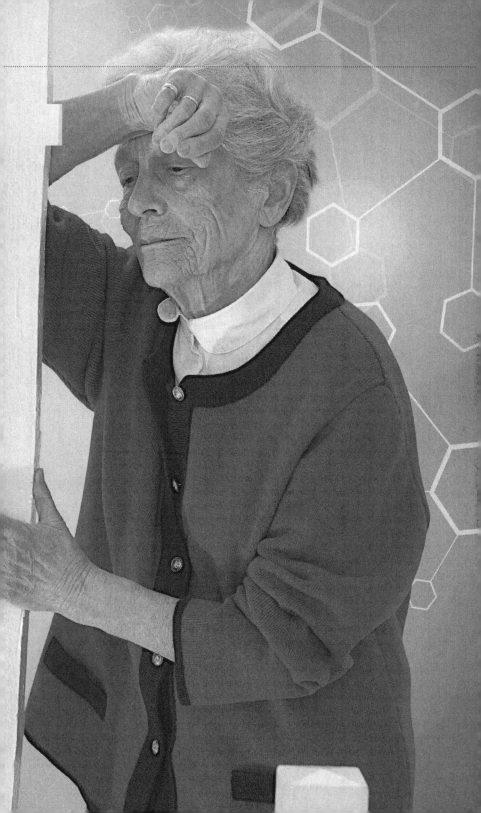

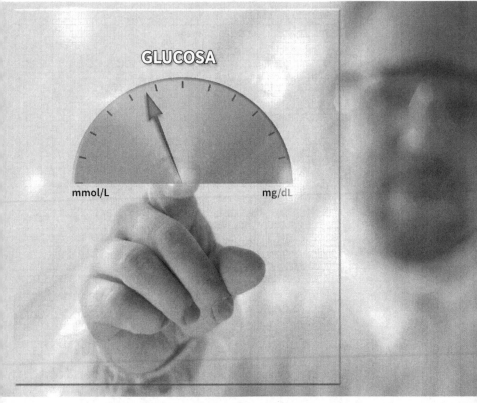

(D).- La hipoglucemia se produce cuando la concentración de glucosa en la sangre del paciente diabético desciende por debajo de su nivel normal. Ya hemos mencionado que la glucosa en la fuente de energía del organismo la cual le permite desarrollar todas sus funciones

(P).- *Hemos hablado mucho de los altos niveles de glucosa en el diabético, pero, doctor, ¿cuál es el nivel considerado como normal?*

(D):- Tiene usted razón. Aunque pretendo no

mencionar cifras de ningún tipo en este trabajo voy a hacer una excepción. En general, se considera que una concentración de glucosa en sangre por debajo de los 70 mg/dl ya representa un estado de hipoglicemia

(D).- Por otra parte, es preferible que cada paciente consulte con su médico o con un profesional de la salud sobre cual es el nivel de glucosa en la sangre que ellos consideran como normal para cada individuo.

(P).- *¿Cuál o cuáles son los problemas relacionado con la hipoglicemia?*

(D).- Para el paciente diabético la hipoglicemia es un estado de su salud, grave, pues su cerebro, entro otros órganos, no está recibiendo la suficiente glucosa, por ende no recibe la suficiente energía para trabajar con eficiencia y esto puede traducirse en los signos que usted mencionó, temblores, palidez desmayos y pueden llegar, incluso, a presentarse crisis convulsivas.

(P).- *¿Qué condiciones pueden llevar al paciente a un estado de hipoglicemia?*

(D).- Una causa muy común es que el paciente se aplique más insulina de la prescrita por su médico. Eso es frecuente en los pacientes con diabetes tipo 1.

(P).- *¿Qué me dice de los pacientes con diabetes tipo 2?*

(D).- Estos pacientes no están exentos de sufrir un estado de hipoglicemia. Cuando se aplican dosis más altas de los medicamentos que utilizan para controlar sus niveles de glucosa su puede presentar un cuadro de hipoglicemia.

(P).- ¿Existen otros factores que desencadenen el estado de hipoglicemia?

A No consumió suficientes alimentos durante una comida.

B De plano se saltó o retrasó una comida

(D).- Sí. Y se presentan en el paciente cuando:

(D).- De acuerdo con los dos puntos anteriores, salta a la vista la importancia de una dieta adecuada la cual debe ser ingerida con un horario bien establecido y siguiendo estrictamente las indicaciones del médico.

(D).- Prosigamos con los factores desencadenantes de la hipoglicemia. El enfermo está hipoglucémico porque:

C Recibió una dosis más alta de insulina o de los medicamentos de los indicados por su médico.

D Hizo más ejercicio físico o lo hizo más activo que lo acostumbrado.

E Ingirió bebidas alcohólicas sin consumir alimentos.

(P).- *Doctor ¿qué medidas de emergencia se deben tomar.*

(D).- Si el paciente tiene tiempo, es decir, si su hipoglicemia no es muy acentuada y si tiene a la mano los recursos necesarios, deberá medir su nivel de glucosa sanguínea y tomar sus alimentos, de dieta, tan pronto como le sea posible.

(D).- Existe un fenómeno curioso relacionado con todo lo que estamos comentando. Cuando un paciente diabético ha permanecido con hiperglucemia un tiempo relativamente largo y empieza a tomar los medicamentos tendientes a bajar sus niveles de glucosa, cuando ésta se va a acercando a sus valores normales, en ocasiones, el paciente llega a sentir 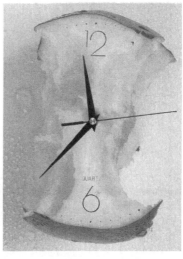 y a desarrollar síntomas y signos de hipoglicemia.

(P).- *¿Cómo es posible esto, doctor?*

(D).- Suena un tanto paradójico pues ahora que el paciente presenta un estado normal de sus valores de glucosa, se siente mal. Este tipo de hipoglicemia es un problema transitorio. Se aduce como explicación que el paciente ya estaba "acostumbrado" a tener glucosa elevada.

(P).- *¿Doctor, qué medidas inmediatas debe aplicar un paciente al que se le presenta un cuadro de hipoglicemia?*

(D).- Se pueden aplicar una serie de medidas como las que siguen.

(D).- Si el paciente cuenta con un glucómetro, y si tiene tiempo debe revisar su concentración de glucosa en la sangre.

(P).- *Lo que me está diciendo, doctor, ¿requiere de tiempo?*

(D).- Así es. En ocasiones el paciente se siente tan mal, que es necesario elevar los niveles de glucosa con rapidez. Deberá entonces ingerir alimentos que se lo permitan. Si el paciente no piensa o no tiene la posibilidad de tomar su alimento correspondiente dentro de la siguiente hora deberá tomar algún producto que contenga carbohidratos, pero debe asegurarse de no remediar su hipoglicemia consumiendo en exceso alimentos o bebidas que contengan glucosa pues esto lo podría llevar a un súbito estado de hiperglucemia que es tan perjudicial como el estado de hipoglicemia.

(D).- En situaciones de urgencia, el paciente podría consumir alimentos que contengan carbohidratos (azúcares) y proteínas como los siguientes.

(P).- *Lo interrumpo doctor, ¿podría el paciente comer de emergencia, una barra de chocolate o un helado para atender su respuesta a la baja de glucosa?*

(D).- Si no tiene a la mano otra cosa, sí. Pero los chocolates y los helados tienen un alto contenido de grasa y podrían retrasar la liberación de glucosa en su sangre.

(P).- *¿Qué tipo de alimentos resultan más convenientes?*

(D).- Le voy a mencionar algunos pero es importante recordar que son medidas de emergencia que de ninguna manera se deberán repetir con frecuencia y, que tampoco sustituyen a una visita inmediata al médico tratante del enfermo diabético, quien deberá ser el que determine la causa del estado de hipoglicemia.

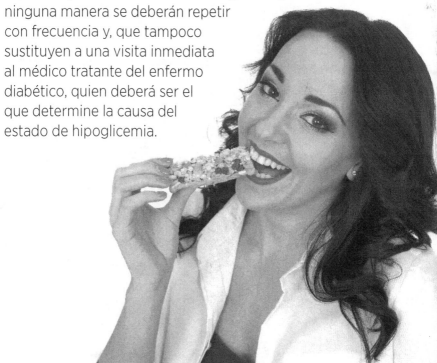

(D).- El paciente que está sufriendo una crisis de hipoglicemia puede consumir entre otros, los siguientes productos:

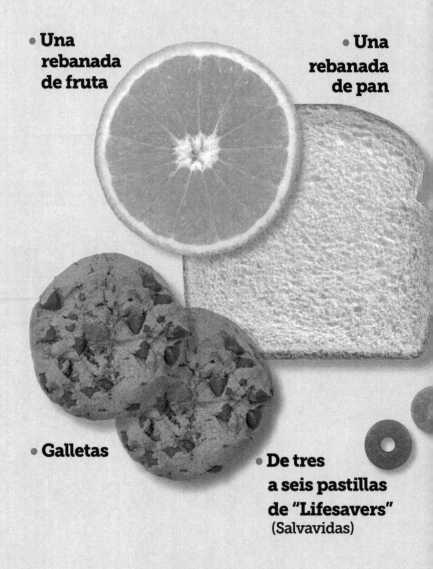

- **Una rebanada de fruta**
- **Una rebanada de pan**
- **Galletas**
- **De tres a seis pastillas de "Lifesavers"** (Salvavidas)

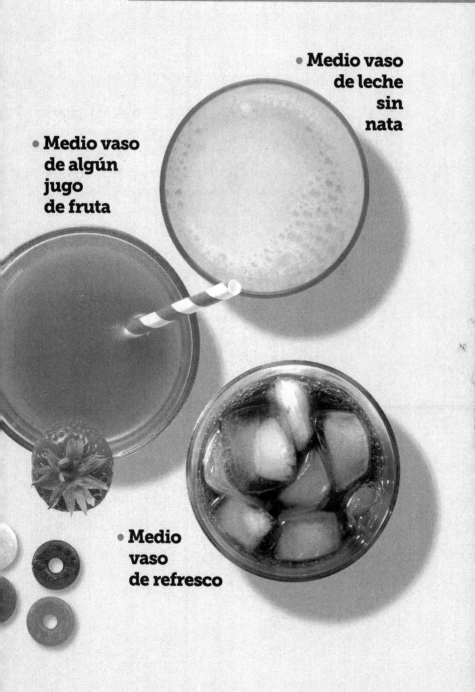

- **Medio vaso de leche sin nata**

- **Medio vaso de algún jugo de fruta**

- **Medio vaso de refresco**

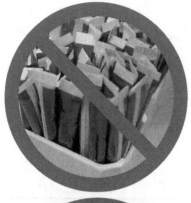

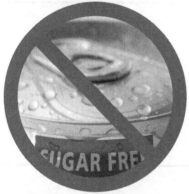

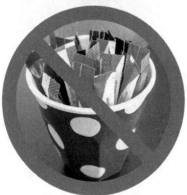

(P).- *Realmente la variedad de "remedios" es amplia.*

(D).- En efecto, pero, es importantísimo no abusar de estas medidas para el control de la hipoglicemia. Recuerde que son tratamientos de emergencia los cuales no deben sustituir las indicaciones del médico, en todos los sentidos.

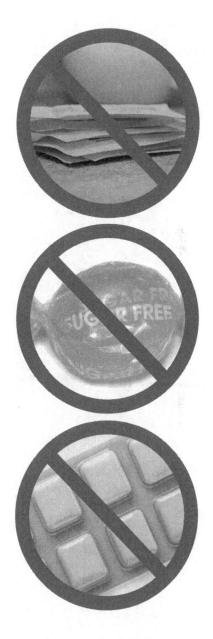

(D).- Una recomendación esencial. Los productos mencionados se usarán con urgencia para controlar un estado de hipoglucemia, de ninguna manera deberán consumirse productos de los considerados como "Ligth" o dietéticos. Estos productos generalmente NO contienen glucosa sino un producto endulzante sustituto de dicha glucosa y que no proporcionarán al enfermo la energía necesaria para salir de su hipoglicemia.

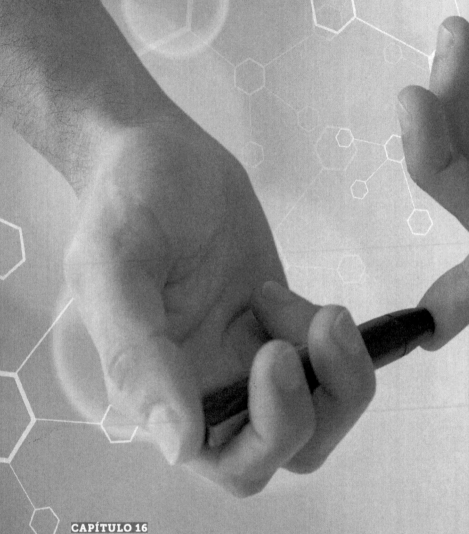

CAPÍTULO 16

La hemoglobina glucosilada

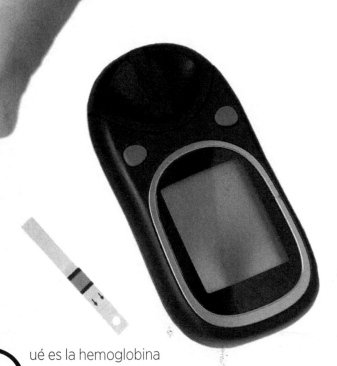

¿Qué es la hemoglobina glucosilada doctor?

(D).- Déjeme contarle algunos antecedentes para que entendamos con facilidad qué es este nuevo compuesto de nuestra plática, la hemoglobina glucosilada.

(D).- Uno de los componentes importantes de los glóbulos rojos es la hemoglobina. Esta hemoglobina es una proteína que se encarga de transportar el oxígeno que respira el ser humano a todas las células del organismo.

(D).- La glucosa circulante en un humano, normal o diabético, se une de manera irreversible a la hemoglobina de los glóbulos rojos. Esta glucosa unida a los glóbulos rojos, permanece ahí hasta que el glóbulo rojo se destruye.

(D).- Si la glucosa se une a los glóbulos rojos, cuando esta glucosa es de un paciente diabético se pegará en mayor cantidad a los glóbulos que cuando es de un paciente normal.

(P).- *¿Por qué doctor?*

(D).- La respuesta es muy sencilla y se la contestaré con una pregunta: ¿en cual paciente existirá una mayor concentración de glucosa circulante en sangre, en el diabético o en el normal?

(P).- *Por supuesto, en el diabético.*

(D).- Por esta razón habrá más oportunidad de que esta glucosa en exceso se pegue a los glóbulos rojos que si se tratase de una persona normal

(P).- *Pues sí doctor.*

(D).- Prosigamos. Los glóbulos rojos que circulan en la sangre de los humanos, tienen una vida media de entre dos y tres meses. De modo que la glucosa unida a estos glóbulos rojos permanecerá en el paciente mientras los glóbulos rojos estén funcionales, como ya lo dijimos de dos a tres meses.

(P).- *¿Se puede cuantificar la hemoglobina glucosilada en la sangre de un paciente?*

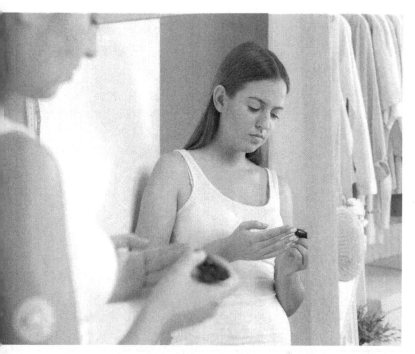

(D).- La respuesta es positiva. Existen métodos de análisis que determinan la concentración de hemoglobina glucosilada. En esta cuantificación que usted menciona radica la importancia de la presencia y de la determinación de las tantas veces mencionada hemoglobina glucosilada.

(P).-*¿En qué radica esta importancia?*

(D).- Como preámbulo le quiero decir que esta determinación de la hemoglobina glucosilada ha llegado a cobrar tanta o más importancia que la propia determinación de las concentraciones de glucosa en la sangre del paciente diabético.

(P).-¿Tanto así, doctor?

(D).- Sí, de tal modo que ahora la concentración de este compuesto le indica al médico si el paciente está cuidando o no sus niveles de glucosa.

(P).- Por lo que veo la hemoglobina glucosilada es una determinación muy útil e importante

(D).- Exacto. La determinación de la hemoglobina glucosilada ahora le permite al médico saber si el paciente está haciendo "trampa" con su dieta y por lo tanto, haciendo trampa también con el control de su glucosa.

(P).-¿Tanto así, doctor, y cómo se hace esa trampa que usted menciona?

(D).- Vamos a dejar la explicación para más adelante, pues pienso hablarle del uso cada día más popular de los glucómetros que son prácticamente caseros y que se adquieren con facilidad en el comercio.

(P).-¿Cuáles son los valores de hemoglobina glucosilada que determinan si el paciente está controlando o no su dieta?

(D).- Siguiendo con la tónica de esta platica, prefiero que los valores se los diga, se los explique y se los controle el médico particular de cada paciente.

(D).- Le quiero decir que la hemoglobina glucosilada es apenas una determinación relacionada con la diabetes, pero, son necesarias otras determinaciones para que el médico ejerza un control adecuado de la salud del paciente diabético. Estas determinaciones son una responsabilidad absoluta de médico tratante.

(P).- *Salta a la vista la importancia que tiene una buena relación paciente-médico. Por lo visto esta debe ser una relación muy estrecha y de absoluta confianza entre ambos.*

(D).- Tiene usted razón.

(D).- Ahora le quiero hacer una serie de comentarios los cuales, de alguna manera, son un resumen de todo lo que hemos platicado. En estos comentarios insistiremos en la importancia de las medidas de control que el paciente diabético debe llevar a cabo para gozar de una vida tranquila y apacible independientemente de su padecimiento.

(P).- *Lo escucho con mucha atención.*

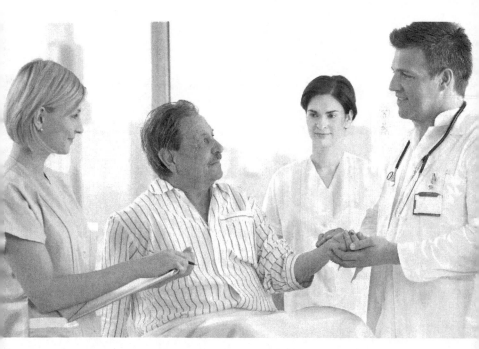

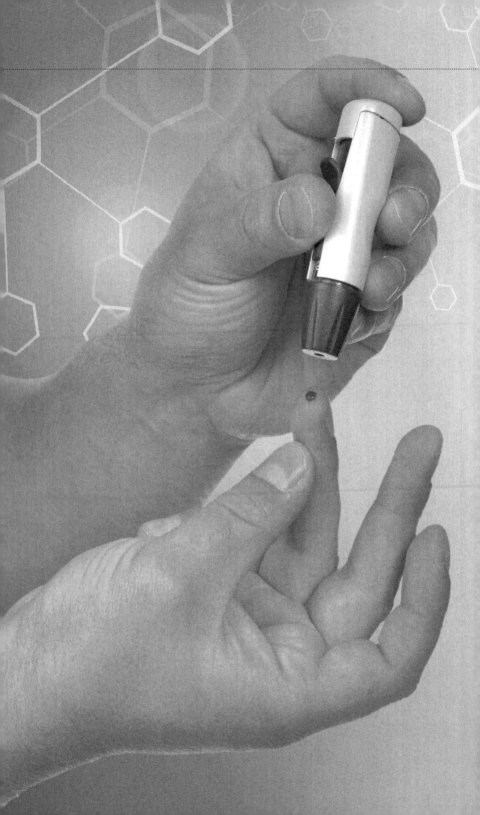

CAPÍTULO 17

El glucómetro

En la actualidad existen aparatos portátiles relativamente baratos que permiten hacer la cuantificación de la glucosa. Son los llamados glucómetros que de acuerdo con su nombre significan literalmente medidores de glucosa. Son relativamente baratos y se consiguen en las farmacias, en las tiendas de autoservicio y en los establecimientos especializados en la venta de equipo médico

(P).-¿Qué tan fáciles de usar son?

(D).- Son muy fáciles de manejar, son muy confiables y muy útiles.

(D).- El equipo está integrado por el glucómetro propiamente dicho, una serie de lancetas estériles, muy afiladas, y un cilindro de plástico equipado con un mecanismo que permite una fácil e indolora extracción de una gota de sangre de un dedo del paciente.

(P).-¿Sólo se requiere una gota de sangre?

(D).- En efecto. El equipo consta además de un conjunto de lo que se conoce con el nombre de tiras reactivas. Éstas se introducen en el glucómetro, en ellas se coloca la pequeña gota de sangre y ésta penetra a la tira reactiva por capilaridad.

(P).- ¿En cuánto tiempo aparece la lectura?

(D).- Modernamente, los glucómetros dan una lectura de la concentración de glucosa en cinco segundos. La lectura aparece en una pequeña pantalla (dial), que tiene el instrumento.

(P).- Es una prueba muy rápida y, por lo que adivino, se realiza con suma facilidad.

(D).- Tiene usted razón. Además, a cada glucómetro lo acompaña un manual de instrucciones, las cuales son mucho más amplias y explícitas que lo que aquí yo le cuento.

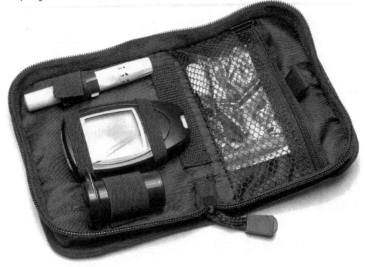

(D).- Tengo por aquí una figura de un glucómetro que ilustra con mucha claridad algo de lo que le acabo de decir.

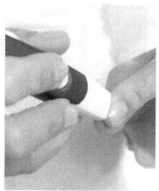

(D).- En la figura se aprecia lo siguiente: el glucómetro está sostenido con mano derecha del paciente. En el lado izquierdo se nota la tira reactiva. Esta tira está tocando la punta del dedo donde se localiza la gota de sangre, ésta entrará a la tira reactiva y en cinco segundos aparecerá la lectura de la concentración de glucosa del paciente en la pantalla del aparato

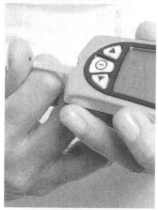

(D).- Esta figura es una representación teórica de cómo funciona un glucómetro. Le quiero hacer una pregunta cuya respuesta está basada en lo que hemos platicado en la última hora.

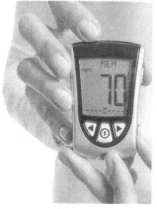

(P).- *Hágame la pregunta, doctor.*

(D).- Antes cabe mencionar que la única cifra de glucosa que le he mencionado es la de un paciente hipoglucémico. Otras unidades en las que se mide la glucosa serán responsabilidad del médico tratante del enfermo diabético.

(P).- *De acuerdo. Ahora hágame la pregunta.*

(D).- ¿Suponiendo que la lectura que parece en el glucómetro fuera real; cual sería el estado de salud del paciente?

(P).- *Por lo que puedo ver, en el momento de la determinación el paciente estaría en un estado de hipoglucemia grave. Probablemente estaría desmayado o al borde del desmayo.*

(D).- ¡Bravo! Veo que ha aprovechado y maneja con soltura lo que ha escuchado a lo largo de la plática.

(P).- *Doctor, ¿y qué pasó con la trampa que dice que hacen los pacientes con su dieta y el control de su glucosa?*

(D).- Le llamó la atención lo que le dije ¿verdad?

(P).- *Sí doctor.*

(D).- Como antecedente le quiero decir que unas de las mayores dificultades que tiene un paciente diabético para controlar su hiperglucemia es ajustarse a una dieta y hacer ejercicio. El paciente tiene una tendencia muy natural y muy humana a comer en demasía alimentos que no le son sanos. No se diga hacer ejercicio; al paciente le da pereza desarrollar este ejercicio.

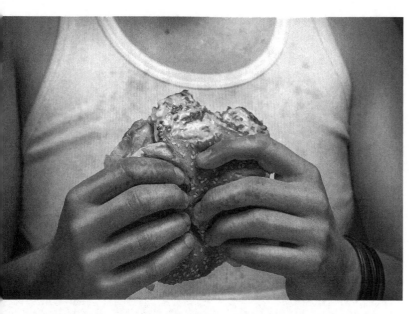

(P).- *Si; ¿y la trampa?*

(D).- Si tomamos en cuenta lo hemos dicho para la determinación de glucosa, de los glucómetros y de la hemoglobina glucosilada, sucede lo siguiente.

(D).- Esto que le voy a decir es un ejemplo totalmente hipotético: El paciente adquiere un glucómetro, se practica una determinación de glucosa un lunes y encuentra que su glucosa está alta. El paciente cuida ahora su alimentación, es decir, se ajusta a su dieta, dos o tres días, en ocasiones de lunes a viernes y, de acuerdo con su glucómetro, su nivel de glucosa sufre un descenso, incluso a niveles normales. Como "premio" el paciente "se da "de alta" con la comida el sábado y el domingo. El lunes sus niveles de glucosa en la sangre vuelven a ser peligrosamente altos.

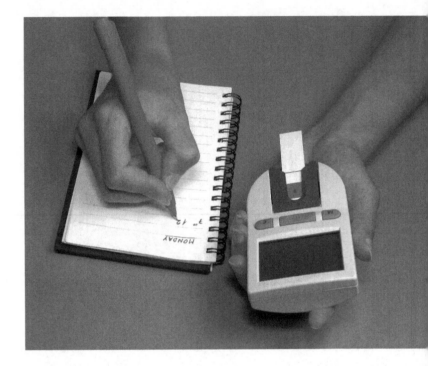

(D).- Lo anterior representa un uso tramposo del glucómetro porque el paciente supone erróneamente que este es un buen método de control e inicia nuevamente el ciclo.

(P).- *¡Ummh!*

(D).- Pero eso no es lo único: en situaciones más tramposas y por lo tanto más delicadas, el paciente tiene cita con su médico cada tres meses. Durante dos meses no controla su dieta. Sus niveles de glucosa estarán constantemente altos, cuando le falta un mes para ir a su cita con su médico, empieza a moderar la ingestión de alimentos y periódicamente utiliza su glucómetro. Éste le dice que, efectivamente están descendiendo sus niveles de glucosa.

(D).- Unos días antes de asistir a su cita con el médico, el diabético acude a un establecimiento de análisis clínicos y solicita se le practique una "química sanguínea" que además de la glucosa incluye la determinación de otros productos del metabolismo de ese metabolismo.

(D).- ¿Cómo estarán los niveles de glucosa de ese paciente?

(P).- *Posiblemente normales o muy cercanos a los normales.*

(D).- ¡Claro!, pero otros productos del metabolismo existentes en la sangre del paciente, tendrán valores anormales. El médico tratante empieza a pensar que los valores bajos de glucosa son el resultado de un control de la dieta sólo en los últimos días.

(D).- Le hago otra pregunta. ¿Cómo podría el médico darse cuenta que efectivamente el paciente está haciendo "trampa" con el control de su dieta?

(P).- *¡Ya sé doctor! La respuesta está clarísima! La hemoglobina glucosilada será la clave. Los valores de este producto tendrán que estar altos, totalmente anormales, aunque los valores de glucosa sean normales..*

(D).- ¡Exactamente! ¡Muy bien contestado! ¿Podría explicarme cómo es que el médico tratante del diabético se da cuenta que el enfermo no se ha cuidado.

(P).- *Creo que sí doctor. Si la hemoglobina glucosilada está alta, querrá decir que el paciente no ha controlado su dieta cuando menos los tres últimos meses.*

(D).- Va bien. ¿Qué más?

(P).- *Deduzco lo que sigue. Tomando en consideración qué la vida media de los glóbulos rojos es de dos a tres meses, que estos glóbulos rojos son los portadores de la hemoglobina y que ahí está pegada la glucosa, los valores altos de la hemoglobina glucosilada serán el resultado del exceso de glucosa en el paciente, cuando menos y precisamente, los últimos dos o tres meses.*

(D).- ¡BRAVÍSIMO!!!!

(P).- *Hay más doctor. Los valores bajos o normales de glucosa serán el resultado de la observación de la dieta, únicamente en los últimos días anteriores a la visita del paciente al médico tratante.*

(D).- ¡Exacto! Me da un gusto enorme darme cuenta que ha entendido y que maneja los conocimientos de los cuales hemos charlado.

(D).- Ahora ya entendió cuál es la trampa a la que me referí con anterioridad ¿verdad?

(P).- *Sí doctor, gracias.*

D).- Pues bien, volvamos los comentarios generales que estábamos tratando.

(D).- Si se fija hemos insistido mucho en que dos medidas importantes para controlar los niveles de glucosa sanguínea de un paciente diabético son una dieta, controlada y constante, y el ejercicio físico.

(D).- Por supuesto, existen los medicamentos que cumplen con este propósito de mantener en

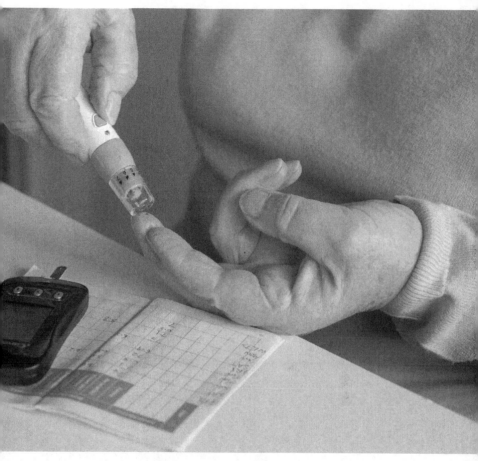

niveles normales de glucosa en la sangre del paciente diabético. No le he hablado de ellos, pues esta es una responsabilidad absoluta del médico tratante del enfermo como ya hemos insistido hasta la saciedad.

(D).-Algo más, ya se lo dije y lo repito, personalmente no recomiendo el uso de remedios caseros para el control de la diabetes. No les tengo confianza.

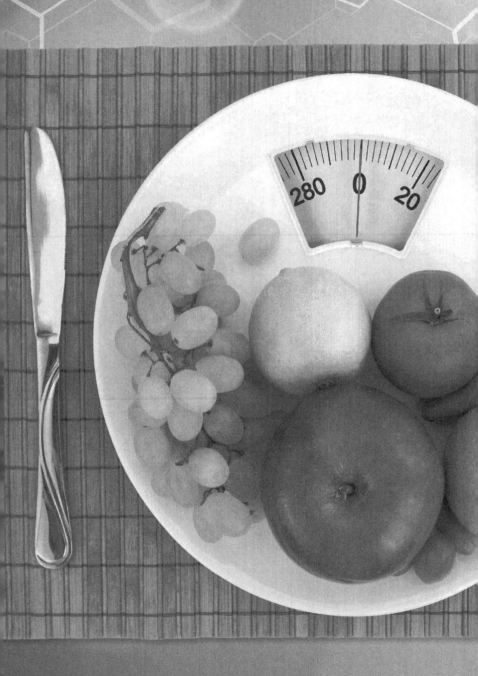

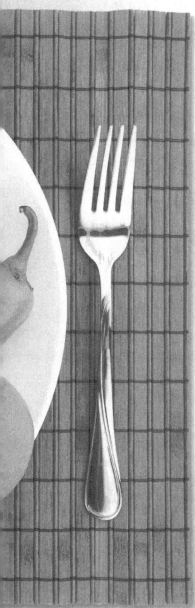

CAPÍTULO 18

La dieta

Quiero hacerle algunos comentarios generales en relación con la dieta y el ejercicio apropiados para un paciente diabético.

(P).- *Le escucho doctor.*

(D).- Puesto que no existe ningún tratamiento que cure la diabetes, una dieta controlada es una de las mejores medidas para controlar el padecimiento. Esta dieta debe estar diseñada y aplicada bajo varios puntos de vista. El paciente deberá consumir o evitar alimentos, y aplicar algunas de las siguientes reglas:

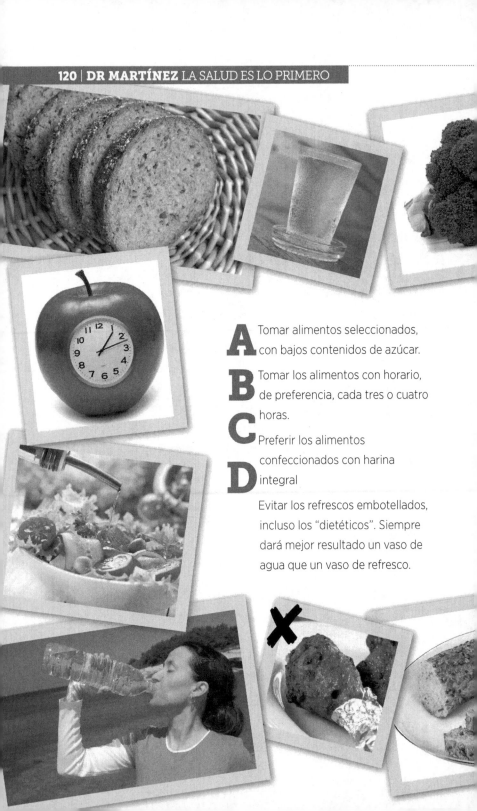

A Tomar alimentos seleccionados, con bajos contenidos de azúcar.

B Tomar los alimentos con horario, de preferencia, cada tres o cuatro horas.

C Preferir los alimentos confeccionados con harina

D integral

Evitar los refrescos embotellados, incluso los "dietéticos". Siempre dará mejor resultado un vaso de agua que un vaso de refresco.

E Ingerir vegetales ricos en agua

F Evitar los alimentos ricos en grasas, sobre todo de origen animal.

G Dar preferencia a los alimentos cocinados con aceites de origen vegetal.

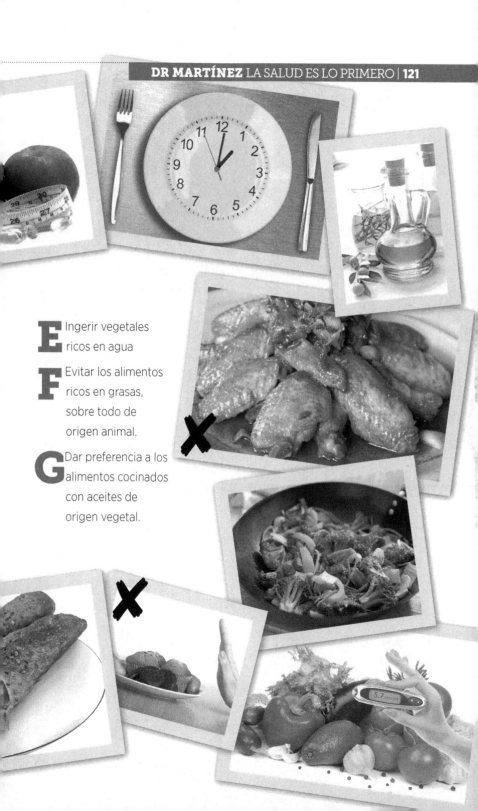

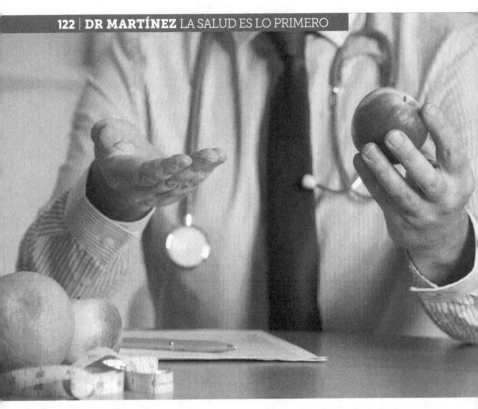

(D).- Como de costumbre, será una buena medida que la dieta del paciente diabético sea diseñada por un especialista en este campo, esto es, un dietólogo.

(P).- *¿No sería conveniente que el propio paciente se diseñara su dieta?*

(D).- En teoría sí se puede, sobre todo considerando que la consulta con un especialista implica un gasto extra. Pero:

(P).- *El eterno pero...*

(D).- El diseño de la dieta no sólo implica en seleccionar los alimentos más apropiados, se deben tomar en cuenta una serie de condiciones que, de manera general, son algunas de las siguientes:

(D).- Por lo pronto, un buen régimen alimentario se caracteriza por ser individual. Cada paciente tendrá sus requerimientos alimentarios particulares.

(P).-¿Por qué doctor?

(D).- Porque para el diseño de la dieta de un paciente se deben tomar en consideración las siguientes características personales del mismo paciente:

A La edad
B El sexo
C El peso
D La estatura
E Si practica o no ejercicio físico y de qué intensidad
F El estado fisiológico del paciente. No será la misma dieta para una mujer embarazada que para un recién nacido; un niño en crecimiento; un adulto o un anciano.

(D).- Se deberán tomar en consideración así mismo, las concentraciones de colesterol y triglicéridos y la hipertensión arterial.

(P).- Me resalta la importancia de las dietas individuales.

(D).- Le expondré ahora unas listas de alimentos que pueden ser o no, recomendados para un paciente diabético.

(P).- Le pongo atención, doctor.

(D).- Los siguientes son algunos alimentos muy recomendables para el paciente diabético. Son muchos de modo que se los voy a poner de manera corrida y no en una lista.

(P).- *Veamos doctor.*

(D).- Los que siguen son alimentos altamente recomendados para los pacientes diabéticos. Acelga, apio, alcachofa, berenjena, berros, brócoli, calabaza, cebolla, coliflor, espárragos, espinacas, lechuga, pepinos, pimentón, rábanos, col, jitomate y zanahoria.

(D).- Si se da cuenta, son alimentos ricos en agua, todos son vegetales y se pueden comer prácticamente sin ninguna restricción. Algunos de estos alimentos se pueden comer crudos y son ricos; ¿se imagina un pepino rebanado, adicionado de jugo de limón y con muy poca sal? Hasta se antoja. Naturalmente, con cada uno de estos alimentos se pueden preparar ricas ensaladas, procurando utilizar poca sal para evitar problemas con la presión arterial.

(P).- *Es verdad doctor, hasta se antoja una ensalada con alguno de los alimentos de su lista.*

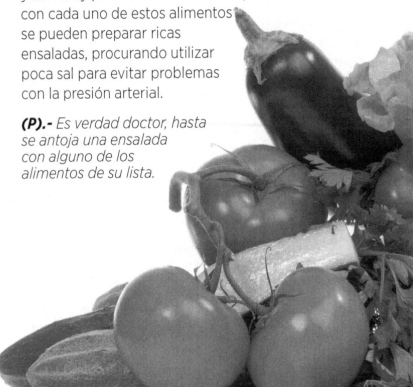

(D).- Le doy a continuación una lista de alimentos que son recomendables, así como otros que no son recomendables y que solo se deben consumir de acuerdo con las instrucciones del dietólogo o del médico tratante. Es importantísimo no consumir cantidades mayores a las indicadas por estos especialistas.

(D).- He aquí la lista de los alimentos recomendables: arroz, pastas, papa, yuca, elotes (mazorca), plátano, avena, cebada, fríjol, lenteja, garbanzo, soya, habas, pan integral y galletas integrales o de soya.

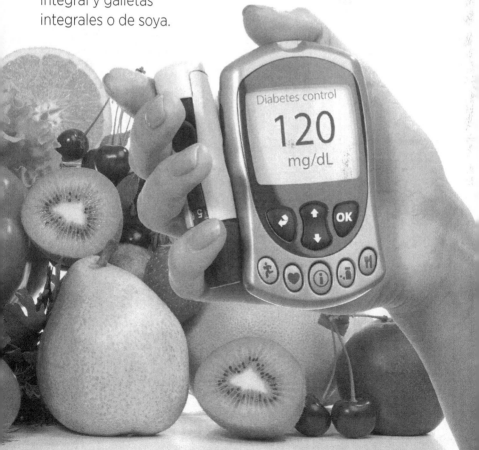

(D).- Se pueden ingerir algunas frutas, siempre de manera muy controlada. No se debe abusar de ellas. De las frutas, son adecuadas: las fresas, las guayabas, mandarina, papaya, melón, piña, pitahaya, pera, manzana, maracuyá, moras, naranja, durazno, zapote y plátano.

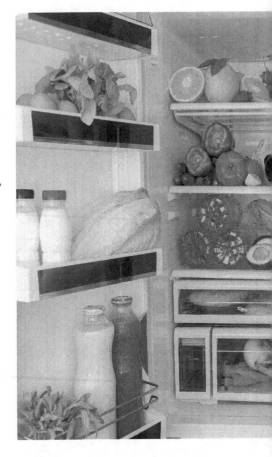

(D).- En relación con los productos lácteos son recomendables la leche descremada, y el yogur dietético.

(D).- También son saludables las grasas de origen vegetal como el aceite de canola, de maíz, la soya, el aceite de girasol, ajonjolí y de oliva.

(P).- *Realmente la variedad de alimentos es grande.*

(D).- Así es, pero insisto mucho, es mejor que las cantidades de alimentos sean determinadas por un profesional del campo de las dietas.

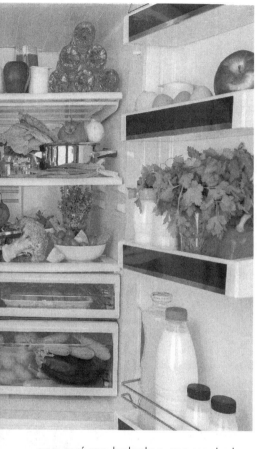

(D).- Le doy ahora una lista de alimentos inconvenientes para el paciente diabético.

(P).- *Eso me interesa mucho, doctor.*

(D).- El paciente diabético deberá evitar a toda costa ingerir alimentos que contengan un alto contenido de carbohidratos, tales como los que siguen: azúcar, la panela (piloncillo), miel, melazas, chocolates, postres endulzados con azúcar, helados, mermeladas, dulces en general y refrescos embotellados.

(P).- *Estos alimentos son los más difíciles de evitar.*

(D).- Efectivamente pues son los que más se antojan. Por esa razón, en algún momento le dije que para llevar la dieta y hacer ejercicio, es necesaria, más que nada, la buena voluntad del paciente.

(D).- Y, para completar el panorama, de la misma manera son altamente desaconsejables y muy poco recomendables otros alimentos de buen sabor, de buen olor y que se antojan mucho: Así, están prohibidos los embutidos (jamón, tocino, salchichas, etc.); las grasas de origen animal como las carne de cerdo y sus derivados (carnitas y chicharrón); carnes rojas, sobre todo las que contienen mucha grasa; la mantequilla, crema de leche, mayonesas, manteca, quesos doble crema.

(D).- Por supuesto, con los alimentos señalados se pueden hacer ricos platillos que dependerán de la inventiva de quien cocine en casa. Por otro lado, en los establecimientos apropiados, tales como los supermercados, puestos de revistas, tiendas departamentales, etc. Es posible adquirir libros y revistas con recetas para preparar exquisitos platillos para el consumo particular del paciente diabético.

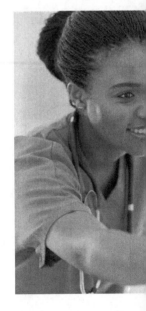

(P).- *Doctor, en determinado momento me dijo que la dieta debe hacerse hasta con horario. ¿Qué hay de eso?*

(D).- ¡Qué bueno que me lo recuerda! El horario de las comidas también tiene que llenar ciertas condiciones, a saber.

(D).- Como medidas generales, se recomienda que el diabético coma de tres a cuatro veces al día, esto se conoce como alimentación

fraccionada, la cual tiene como objetivo, evitar que el paciente caiga en un estado de baja de glucosa o hipoglicemia. Por supuesto, el dietólogo ajustará la cantidad y la calidad de alimentos que se deben ingerir en cada comida. Es claro que no pueden ser porciones abundantes en cada ocasión.

(D).- Lo que le voy a decir a continuación, resalta la importancia de que el paciente se siga al pie de la letra, las indicaciones de su médico.

(D).- Cuando el paciente ya está bajo tratamiento médico la cantidad y la calidad de los alimentos que pueda ingerir, debe ser una responsabilidad del médico o del dietólogo. Me explico: si el paciente está tomando medicamentos orales o está sujeto a la administración de insulina inyectada, los alimentos

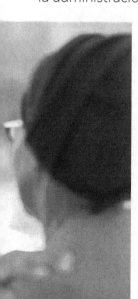

que tome deberán ser aquellos que le permitan mantener los niveles normales de glucosa en la sangre y que no lo lleven un estado de hipoglicemia con las consecuencias que esto tiene.

(P).- Ahora me resulta claro lo siguiente. Esta es una razón más para que el paciente se ajuste estrictamente a las instrucciones del médico que lo está tratando.

(D).- ¿Se da cuenta de que todo lo que hemos dicho se va colocando en su lugar de manera natural?

(P).- ¡Sí!, ¡así es!

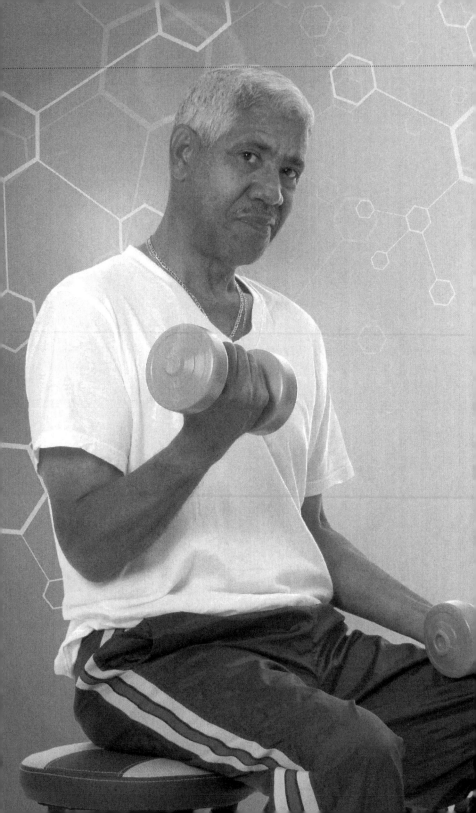

CAPÍTULO 19

El ejercicio físico

¿Qué me cuenta del ejercicio físico?

(D).- El ejercicio también es muy importante para el tratamiento de la diabetes. Tiene varias ventajas, por ejemplo: el paciente baja de peso. Reduce la circunferencia de su abdomen. "Quema" la grasa superflua. Los tejidos se vuelven más sensibles a la acción de la insulina. Al aumentar su frecuencia cardiaca, su circulación sanguínea se activará con una mejor irrigación de sus tejidos. El paciente se siente sano desde los puntos de vista físico y mental. Esta salud mental le permitirá al enfermo manejar su enfermedad y sus consecuencias con un alto grado de optimismo.

(P).- *En realidad es extraordinariamente importante el ejercicio físico.*

(D).- Aún más. Si sumamos los efectos del ejercicio con los efectos de una dieta sana, el enfermo de diabetes tendrá un excelente control de su glucosa sanguínea y adquirirá, como una ventaja asociada, una muy buena calidad de vida pues su diabetes estará adecuadamente controlada.

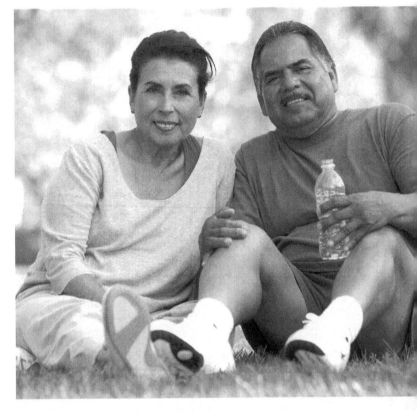

(P).-¿Doctor, cuál es el mejor ejercicio para un diabético?

(D).- Es difícil hablar de un mejor ejercicio. Personalmente, yo recomiendo la caminata a paso vivo, sin trotar y sin correr.

(P).- ¿Por qué doctor?

(D).- La caminata presenta varias ventajas.

(P).- ¿Como cuáles doctor?

(D).- Se las enlisto.

A Por lo pronto, no se necesitan instalaciones especiales como podría ser un gimnasio.

B Naturalmente, tampoco se requieren aparatos especiales para hacer la caminata.

C La caminata se puede hacer, si el espacio lo permite, alrededor de la casa donde el paciente vive. Dando caminatas por el vecindario.

D Es cómodo hacer la caminata en un parque donde abundan los árboles y el espacio es muy apropiado para el desarrollo de la caminata.

E Es posible utilizar un pants, una sudadera y unos zapatos tenis para la caminata. Es muy conveniente usar ropa muy cómoda.

F Algo muy importante, es gratis

G La caminata es el ejercicio que prácticamente no lesiona las rodillas.

(P).- Doctor, como usted ya me hizo notar, resalta la importancia de una adecuada combinación del ejercicio, de una dieta controlada y claro, una medicación indicada por el médico, para tener un excelente control de la diabetes y, como consecuencia, una buena calidad de vida.

(D).- Sí, así es.

CAPÍTULO 20

Comentarios finales

Casi para concluir, le quiero hacer unas recomendaciones y unos comentarios que, nuevamente le hago notar, son el resumen de lo que hemos platicado y mi insistencia es porque son importantísimos para el bienestar del paciente diabético.

(P).- *Le escucho con toda mi atención*

(D).- Es fundamental tener un control muy estricto y ser constante con la dieta que le permita al paciente tener niveles bajos de su glucosa sanguínea.

(D).- No se debe abusar de la comida que favorece las concentraciones altas de glucosa en la sangre, pues lo que hasta este momento hemos expresado suena muy dramático y hasta fatal, pero es la verdad más absoluta.

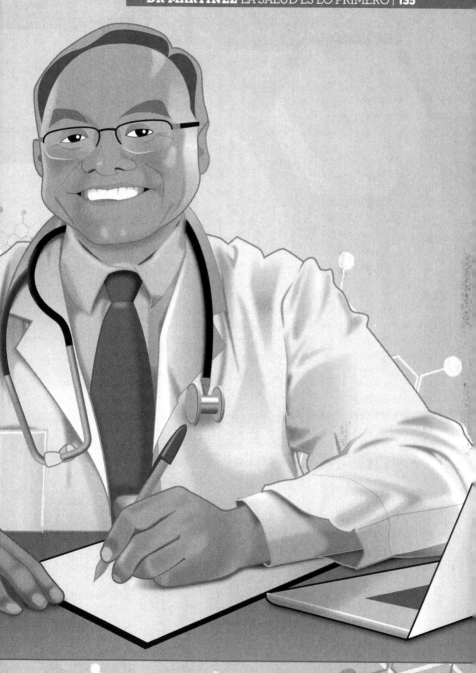

(P).- *Ya veo doctor-*

(D).- Independientemente de las molestias que afectan al diabético como son la polidipsia, la poliuria y la polifagia, el paciente diabético no necesariamente se muere rápido, como por ejemplo, de un infarto.

(D).- Y hago un punto y aparte, pues en lo que ahora le digo radica la importancia del cuidado que debe observar el paciente diabético.

(D).- En ocasiones, el enfermo padece la enfermedad por años y va decayendo en su estado de salud general lo cual es muy aparente. Pero, lo más grave es que, antes de morir, el paciente pasa por manifestaciones muy desagradables, incapacitantes y graves de la enfermedad como pueden ser y ya las hemos mencionado: los problemas renales, los problemas nerviosos las llamadas llagas del diabético, la amputación de las extremidades inferiores y la ceguera.

(P).- *Pues sí que es dramático.*

(D).- Por otro lado, un comentario acerca de lo que ya mencionamos y que constituye una medida más de control: el ejercicio físico.

(P).- *Ejercicio que francamente todos deberíamos practicar.*

(D).- Así es, el ejercicio es fundamental pues el paciente diabético activa todas las funciones del organismo. Ya lo mencionamos, activa la circulación de la sangre, aumenta la capacidad y ventilación pulmonar, el paciente "quema" la grasa excedente, particularmente la grasa abdominal, en resumen, la persona que hace ejercicio y aquí incluyo a las personas sanas, siente un bienestar físico y mental.

(P).- Es evidente la importancia del ejercicio el cual, aunado a una dieta balanceada debe mantener al paciente diabético tan confortable como sea posible.

(D).- Lo felicito. Tiene usted una imaginación positiva y brillante. Su planteamiento es totalmente acertado.

(D).- En relación con el ejercicio, se debe desarrollar de manera controlada, bajo algunas condiciones como las que siguen.

(D).- Por principio de cuentas: EL EJERCICIO es para disfrutarse NO para PADECERLO. Cuando se está haciendo ejercicio, si éste produce el mínimo dolor se debe suspender inmediatamente. Nunca se debe llegar al dolor y menos aún a los A LOS CALAMBRES.

(D).- Cuando el paciente haga ejercicio, si lo hace al aire libre, siempre debe estar acompañado por otra persona o hacerlo en grupo. Nunca debe estar solo.

(P).-¿*Por qué tantas precauciones?*

(D).- Recordará que el ejercicio en exceso puede desencadenar en el paciente un estado de hipoglicemia, con todas las consecuencias que esta estado causa.

(P).- *Claro doctor, esas molestias van desde un mareo, convulsiones, un desmayo incluso la muerte. Estas situaciones se agravarían si el paciente hace su ejercicio sin compañía. Veo entonces la importancia de uno o más acompañantes del paciente cuando hace ejercicio.*

(D).- Como una regla general para la observancia del ejercicio y de una dieta balanceada, sería muy conveniente que el paciente tomara en consideración lo siguiente:

(D).- Hacer más ejercicio de lo que pide el cuerpo y comer menos de lo que pide el cuerpo.

(D).- Para un control eficaz de la diabetes es indispensable UNA colaboración ESTRECHA entre la persona con diabetes y los profesionales de la medicina, de preferencia un especialista en el problema que hemos discutido: la diabetes.

(D).- El paciente diabético tendrá por su parte, la obligación de apegarse estrictamente a las indicaciones del médico.

(D).- Por último, sabemos que cambiar la herencia familiar es imposible, recordemos la diabetes genética; pero adelgazar, disminuir la grasa del abdomen, hacer ejercicio y mejorar los hábitos alimenticios, son estrategias sumamente efectivas para controlar los niveles de glucosa en la sangre de los pacientes diabéticos y así disminuir tus riesgos de desarrollar problemas de salud en el futuro.

(D).- Para terminar quiero mencionar una frase que es toda una realidad:

¡Vale la pena cuidar tu cuerpo, sólo tienes uno y te tiene que durar toda la vida!

¡CUÍDALO!

(D).- Con esto terminamos y deseo ferviente y sinceramente que esta plática le sea muy útil.

(P).- *¡Gracias Doctor Martínez!*

(D).- Me percaté que usted tiene una mentalidad abierta y ágil, lo quiero comprometer que transmita a sus conocidos lo que haya aprendido de este intercambio de ideas.

Las presentes recomendaciones tienen la expectativa de dar al lector un recorrido por el tema apasionante de la diabetes, una enfermedad que cada día se presenta con más frecuencia en la población humana mundial.

El lector diabético NO encontrará en este libro una "receta mágica" que le permita curar su padecimiento. Hasta el momento de escribir este documento es posible afirmar categóricamente que un paciente diabético no se curará de su enfermedad, pero si podrá gozar de una buena calidad de vida si aplica las medidas de control del padecimiento que aquí se proponen.

El lector de este libro notará que en el mismo no se mencionan cifras de la concentración de sustancias que están relacionadas con la diabetes como son la glucosa, la hemoglobina glucosilada y menos aún se citan productos terapéuticos de los utilizados para el control de la enfermedad. Estas cifras y los medicamentos son una responsabilidad absoluta del médico tratante del enfermo.

En el desarrollo del presente libro, el paciente diabético se percatará con facilidad qué, para controlar la diabetes y sus consecuencias, tiene que aplicar de manera personal una gran dosis de constancia y de buena voluntad.

NOTA IMPORTANTE: En español se utiliza el término hemoglobina glucosilada. Cuando el término se traduce del inglés, se utiliza hemoglobina glicosilada.

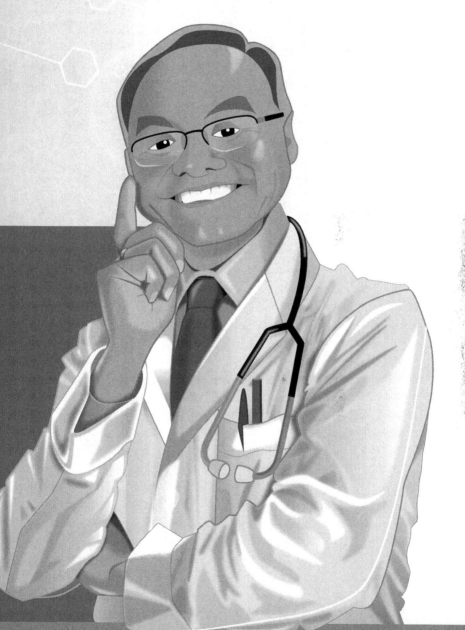

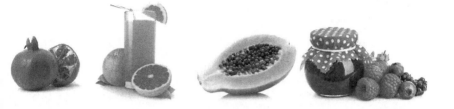

Tabla de alimentos recomendables y no recomendables para pacientes diabéticos

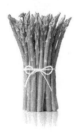
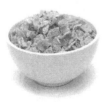
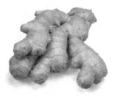
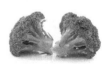

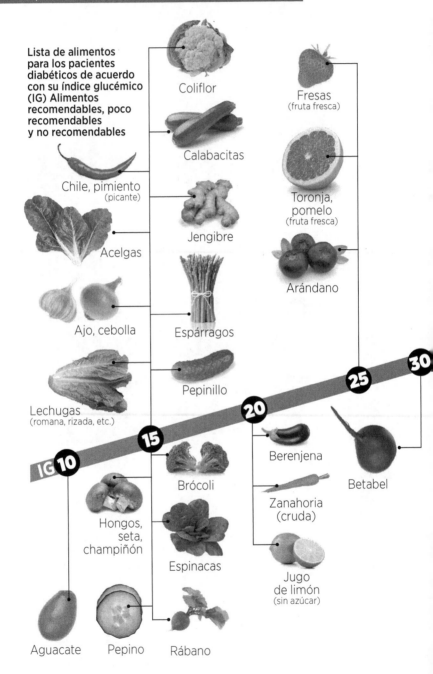

Lista de alimentos para los pacientes diabéticos de acuerdo con su índice glucémico (IG) Alimentos recomendables, poco recomendables y no recomendables

Coliflor

Calabacitas

Chile, pimiento
(picante)

Jengibre

Acelgas

Espárragos

Ajo, cebolla

Pepinillo

Lechugas
(romana, rizada, etc.)

Fresas
(fruta fresca)

Toronja, pomelo
(fruta fresca)

Arándano

IG 10

15

20

25

30

Berenjena

Brócoli

Betabel

Zanahoria
(cruda)

Hongos, seta, champiñón

Espinacas

Jugo de limón
(sin azúcar)

Aguacate

Pepino

Rábano

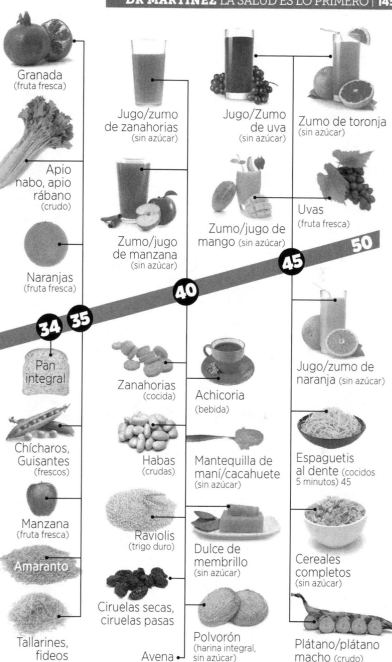

Granada
(fruta fresca)

Jugo/zumo
de zanahorias
(sin azúcar)

Jugo/Zumo
de uva
(sin azúcar)

Zumo de toronja
(sin azúcar)

Apio
nabo, apio
rábano
(crudo)

Zumo/jugo de
mango (sin azúcar)

Uvas
(fruta fresca)

Zumo/jugo
de manzana
(sin azúcar)

Naranjas
(fruta fresca)

50

45

40

34 **35**

Pan
integral

Zanahorias
(cocida)

Achicoria
(bebida)

Jugo/zumo de
naranja (sin azúcar)

Chícharos,
Guisantes
(frescos)

Habas
(crudas)

Mantequilla de
maní/cacahuete
(sin azúcar)

Espaguetis
al dente (cocidos
5 minutos) 45

Manzana
(fruta fresca)

Raviolis
(trigo duro)

Dulce de
membrillo
(sin azúcar)

Cereales
completos
(sin azúcar)

Amaranto

Ciruelas secas,
ciruelas pasas

Tallarines,
fideos

Avena

Polvorón
(harina integral,
sin azúcar)

Plátano/plátano
macho (crudo)

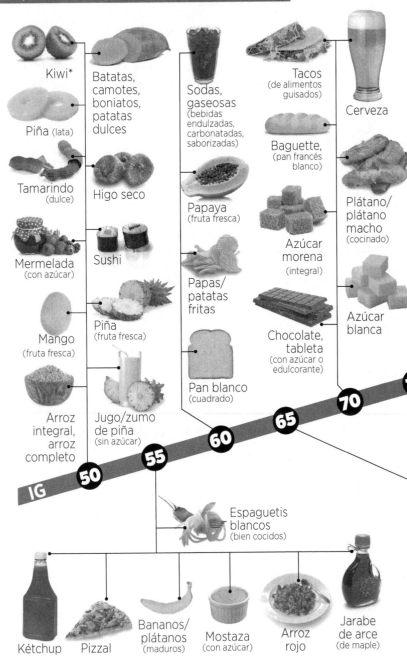

Kiwi*

Piña (lata)

Tamarindo (dulce)

Mermelada (con azúcar)

Mango (fruta fresca)

Arroz integral, arroz completo

Batatas, camotes, boniatos, patatas dulces

Higo seco

Sushi

Piña (fruta fresca)

Jugo/zumo de piña (sin azúcar)

Sodas, gaseosas (bebidas endulzadas, carbonatadas, saborizadas)

Papaya (fruta fresca)

Papas/patatas fritas

Pan blanco (cuadrado)

Tacos (de alimentos guisados)

Baguette, (pan francés blanco)

Azúcar morena (integral)

Chocolate, tableta (con azúcar o edulcorante)

Cerveza

Plátano/plátano macho (cocinado)

Azúcar blanca

IG 50 55 60 65 70 7

Espaguetis blancos (bien cocidos)

Kétchup Pizzal Bananos/plátanos (maduros) Mostaza (con azúcar) Arroz rojo Jarabe de arce (de maple)

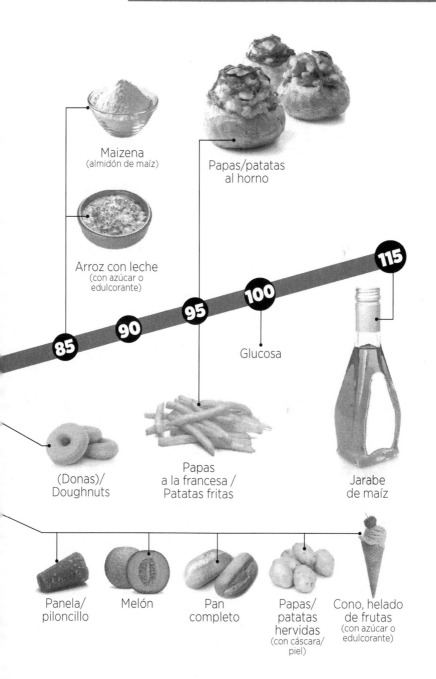

Maizena
(almidón de maíz)

Papas/patatas
al horno

Arroz con leche
(con azúcar o
edulcorante)

85   90   95   100   115

Glucosa

(Donas)/
Doughnuts

Papas
a la francesa /
Patatas fritas

Jarabe
de maíz

Panela/
piloncillo

Melón

Pan
completo

Papas/
patatas
hervidas
(con cáscara/
piel)

Cono, helado
de frutas
(con azúcar o
edulcorante)

Créditos de fotos: